굳은 몸! 쑤시는 몸! 틀어진 몸! 고쳐주는
60초 스트레칭

KI신서 13309

굳은 몸! 쑤시는 몸! 틀어진 몸! 고쳐주는

60초 스트레칭

1판 1쇄 인쇄 2025년 2월 5일
1판 1쇄 발행 2025년 2월 26일

지은이 오민규(오픽스)
펴낸이 김영곤
펴낸곳 (주)북이십일 21세기북스

인문기획팀 팀장 양으녕 책임편집 노재은 마케팅 김주현
디자인 엘리펀트스위밍 사진모델 오민규(오픽스) 서예지
출판마케팅팀 남정한 나은경 최명열 한경화 권채영
영업팀 변유경 김영남 강경남 황성진 김도연 한충희 장철용
제작팀 이영민 권경민

출판등록 2000년 5월 6일 제406-2003-061호
주소 (10881) 경기도 파주시 회동길 201 (문발동)
대표전화 031-955-2100 팩스 031-955-2151 이메일 book21@book21.co.kr

(주)북이십일 경계를 허무는 콘텐츠 리더

21세기북스 채널에서 도서 정보와 다양한 영상자료, 이벤트를 만나세요!
페이스북 facebook.com/jiinpill21 **포스트** post.naver.com/21c_editors
인스타그램 instagram.com/jiinpill21 **홈페이지** www.book21.com
유튜브 www.youtube.com/book21pub

당신의 일상을 빛내줄 탐나는 탐구 생활 <탐탐>
21세기북스 채널에서 취미생활자들을 위한 유익한 정보를 만나보세요!

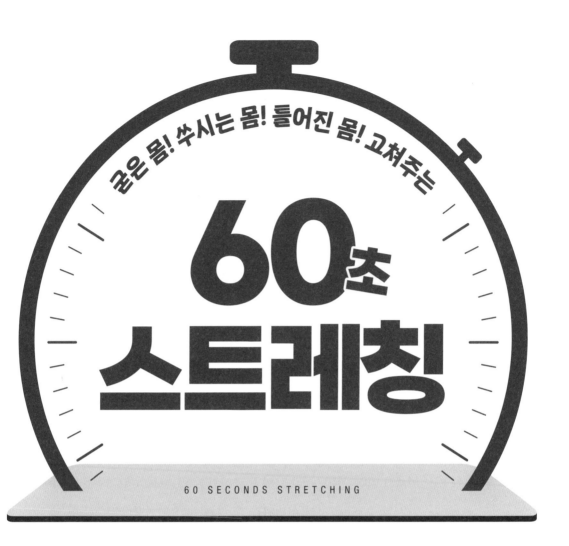

굳은 몸! 쑤시는 몸! 틀어진 몸! 고쳐주는

60초 스트레칭

60 SECONDS STRETCHING

강남 정형외과 최연소 센터장

물리치료사 오픽스의 **맞춤 처방전 ✚**

오민규〈오픽스〉 지음

21세기북스

몸과 마음을 회복하는 60초 스트레칭

통증은 꼭 병원에 갈 시간이 없을 때 갑작스레 찾아옵니다. 그럼 우리는 약국으로 달려가 약사에게 증상을 말하고 약을 처방받아서 통증을 진정시키곤 하죠. 이럴 때 스스로 문제점을 진단하고 통증을 다스릴 수 있도록 돕는 '스트레칭 처방전'이 여러분의 곁에 있으면 좋겠다고 생각했습니다.

저는 수년간 임상 현장에서 물리치료사로 일하며 재활 운동을 지도해 왔습니다. 재활 운동은 매우 세밀한 수준의 정확도를 요구합니다. 그래서인지 제가 아무리 자세히 설명하더라도 환자분들이 이를 온전히 기억해서 실천하는 일은 쉽지 않았죠. 뭔가 더 좋은 방법이 없을지 고민하던 중 한 가지 아이디어가 떠올랐습니다. '재활 운동 동작을 60초 짜리 영상으로 남겨서 언제든지 보고 따라 할 수 있게 하면 어떨까?' 그 결과는 기대 이상이었습니다. 많은 분이 제 영상을 보고 스스로 통증을 관리하는 법을 익혔습니다. 다들 통증에서 빠르게 회복했고 건강이 몰라보게 좋아졌습니다.

이 경험은 제게 하나의 전환점이 됐습니다. 그 후, 환자분들이 자주 묻는 내용이나 도움이 될 만한 정보를 영상으로 만들어 제 인스타그램에 공유하기 시작했습니다. 조언대로 틈틈이 스트레칭을 했더니 마법처럼 통증이 사라져버렸다며 고맙다는 댓글이 달렸고, 아플 때마다 제 영상을 보고 운동을 따라 한다는 분들도 있었습니다. 그사이 제 인스타그램은 1년 만에 상당한 수의 팔로워를 갖게 됐습니다.

그러던 어느 날, 제 인스타그램에 콘텐츠가 너무 많아서 필요한 영상을 찾는 데 시간이 오래 걸린다는 피드백을 받았습니다. 해결 방안을 찾던 중 이런 생각이 들었습니다. '단순히 재활 운동을 알려주는 데 그치지 않고, 각각의 증상에 알맞은 처방을 제시하는 맞춤형 스트레칭 책을 만들고 싶다!' 이렇게 하면 누구나 언제든지 자신의 필요에 따라 편하게 통증을 관리할 수 있을 테니까요.

약사가 환자에게 약에 관해 설명할 때 어려운 용어를 쓰지 않듯, 저도 가능한 한 누구나 쉽게 읽을 수 있도록 《굳은 몸! 쑤시는 몸! 틀어진 몸! 고쳐주는 60초 스트레칭》을 썼습니다. 독자 여러분이 이 책을 읽고 일상에서 작은 변화를 경험할 수 있다면 좋겠습니다. 그리고 그 변화가 여러분의 인생을 더 환하게 밝힐 희망으로 이어지기를 바랍니다. 재활 스트레칭은 단순한 '운동'이 아니라, 서서히 회복되는 '여정'입니다. 이 여정을 여러분이 좀 더 쉽고 안전하게 걸어 나갈 수 있도록, 부디 제 경험이 도움이 됐으면 하는 바람입니다.

그럼 이제, 저와 함께 몸과 마음의 회복을 시작해 볼까요?

2025년 1월

오민규(오픽스)

CONTENTS

INTRO
통증, 어디까지 알고 있나요?

PART 1
통증이 빠르게 사라지는 초간단 60초 운동
부위별·증상별 66가지 스트레칭

-1장- **목 스트레칭**	

PART 2
통증과 멀어지는 하루 5분 습관
상황별·장소별 29가지 스트레칭

부록

병원에서만 알려주는 시크릿 가이드

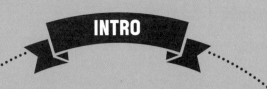

통증, 어디까지
알고 있나요?

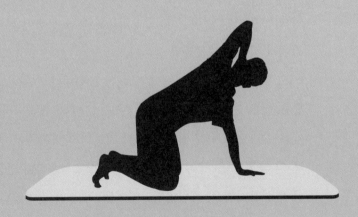

통증에 관해 그동안 몰랐던 사실들

자세만 바꿔도 통증의 50%가 사라집니다

● 통증에 관해 그동안 몰랐던 사실들

환자분들께 자주 듣는 말이 있습니다. "선생님, 통증 없이 살고 싶어요." 많은 사람에게 통증은 피하고 싶은 불쾌한 감각일 겁니다. 하지만 통증은 인간의 본능이자, 몸에서 생존을 위해 보내는 신호입니다. 만약 인간이 통증을 느끼지 못한다면, 몸에서 보내는 위기 경보를 알아차리지 못하고 해로운 자극에 대처할 수 없게 될 겁니다. 통증은 우리 몸의 방어막 역할을 해주는 것이죠.

특히 조심해야 하는 통증 유형은 지속적인 고통을 동반하는 '만성 통증'입니다. 만성 통증 때문에 처음으로 병원을 찾은 분들과 이야기하다 보면 종종 이런 질문을 받습니다. "저는 무릎이 아픈데 왜 골반을 치료하나요?" "이쪽은 아프지 않은데 굳이 치료받아야 할까요?" 당장 아픈 부위만 치료하면 곧 통증이 나으리라는 생각에서 비롯한 질문들일 겁니다.

그럴 때마다 저는 이렇게 답변을 드립니다. "만성 근골격계 통증은 다른 부위의 문제에서 비롯하는 경우가 많습니다. 잘못된 자세와 습관으로 인해 신체 기능이 저하되면서 통증이 생기는 거죠. '몸의 움직임'은 여러 관절과 조직이 상호작용하며 만들어내는 협응의 산물이에요. 톱니바퀴들이 서로 맞물려 돌아가던 중 중요한 부품 하나만 손상돼도 기계 전체가 고장 날 수도 있는 이치와 같습니다."

인간의 몸은 '유기체'입니다. 뼈, 근육, 인대, 힘줄, 근막, 관절

등이 서로 밀접하게 연결돼 있죠. 몸에서 한 부위의 기능이 저하되면, 다른 부위가 그 기능을 '보상'하며 움직임을 유지합니다. 보상 과정이 길어질수록 새로운 통증이 생길 가능성도 커집니다. 예를 들어, 허벅지 뒤쪽에 있는 햄스트링의 유연성이 떨어지는 상태라고 해볼까요. 이 경우, 일어서서 앞으로 몸을 숙이는 동작을 하면 햄스트링 대신 허리가 움직이며 허리 근육이 과도하게 늘어납니다. 이러한 보상 과정이 반복되면, 허리의 안정성이 떨어지고 결국 허리 통증이 발생하죠. 통증은 허리에 나타났지만, 원인은 허벅지에 있는 것입니다.

그래서 이 책에서는 몸의 유기적인 특성을 고려한 스트레칭 동작을 소개합니다. 그리하여 통증을 바라보는 시야를 넓히고, 근본적으로 관리하는 방법을 제시하고자 합니다. 독자 여러분께서 이 책을 통해 통증의 본질을 이해하고, 건강한 삶에 한 걸음 더 가까워질 수 있다면 좋겠습니다.

● 자세만 바꿔도 통증의 50%가 사라집니다

통증의 원인 중 하나는 '잘못된 자세'로 인해 스트레스가 누적되는 것입니다. 본격적으로 스트레칭을 시작하기 전, '올바른 자세'의 중요성에 대해 꼭 짚고 넘어가고 싶습니다. 평소에 올바른 자세를 유지하는 것만으로도 통증을 예방하고 건강을 지킬 수 있기 때문입니다. 올바른 자세는 신체를 보다 효율적으로 활용할 수 있게 해줍니다. 생활 개선은 물론, 균형 잡힌 체형으로 자신감을 높일 수도 있죠. 지금부터는 올바른 자세로 앉고, 걷고, 자는 법에 대해 알아보겠습니다.

"온종일 앉아서 지냅니다. 어떻게 해야 통증 없이 바르게 앉아 있을 수 있을까요?" 환자분들의 단골 질문입니다. 저는 첫 번째로, 틈틈이 움직임을 만들어야 한다고 강조합니다. 아무리 올바른 자세라도 오랜 시간 한 자세를 유지하면 관절과 근육에 스트레스가 생겨 통증이 생길 수밖에 없습니다. 두 번째로, 이상적인 자세는 개인마다 다를 수 있음을 말씀드립니다. 특정 자세를 했을 때 통증이 생긴다면 나에게 좋은 자세가 아닐 수 있기에 몸이 보내는 신호를 주의 깊게 관찰해야 합니다.

우리 몸의 자세는 크게 '의식적인 자세'와 '무의식적인 자세'로 나눌 수 있습니다. 병원을 찾는 환자분들은 의식적으로 잠시 올바른 자세를 만들더라도, 시간이 지나면서 점차 자세가 무너지는 경우가 많습니다. 특히 허리와 등이 굽고 머리가 앞으로 나온 무의식적인 자세로 돌아가는 경우가 많은데요, 이는 뇌가 에너지를 절약하려는 본능적인 패턴에서 비롯된 것입니다.

이러한 패턴을 극복하기 위해서는 나에게 맞는 올바른 자세를 지속적으로 연습해 몸에 익히는 과정이 필요합니다. 결론적으로, 통증 없는 앉은 자세를 위해 가장 중요한 것은 움직임과 지속적인 연습입니다.

❶   고관절을 무릎보다 높게 두기

엉덩이 부위에 있는 고관절은 골반과 대퇴골을 잇는 관절입니다. 우리 몸의 구조상, 고관절보다 무릎이 높은 위치에 있으면 허리를 펴기가 어려워집니다. 허리가 구부정하고 골반이 뒤로 기울어진 '후방경사' 상태가 되기 쉽죠. 고관절을 무릎보다 높은 위치에 두세요. 그래야 허리를 펴기 좋은 상태에서 올바른 자세를 유지할 수 있습니다.

**❷   발은 바닥에 붙이고
다리는 11자로**

발을 바닥에 붙이고 다리를 11자로 가지런히 두세요. 그러면 체중이 고르게 분산되면서 허리를 세우기가 한결 쉬워집니다. 다리를 꼰 상태에서 허리를 편 자세와 비교해 볼까요? 발을 바닥에 붙인 자세에서 훨씬 수월하게 허리를 펼 수 있을 겁니다.

❸   항상 배에서 힘을 빼지 않기

허리와 골반 부위에는 몸을 지탱하고 균형을 잡아주는 '코어 근육'이 있습니다. 배에 힘을 주면 올바른 자세를 유지하는 데 필요한 코어 근육을 활성화할 수 있죠. 코어의 안정성이 높아지면 척추를 세우는 데 큰 도움이 됩니다.

**❹   머리카락을 위로 당겨서
키가 커진다는 상상하기**

구부정한 자세를 교정하는 아주 간단한 방법이 있습니다. 누군가가 위에서 내 머리카락을 잡아당긴다고 상상해 보세요. 몸을 의식적으로 길게 뻗어보는 겁니다. 이렇게 하면 척추가 이상적으로 정렬된 상태인 '척추 중립'을 자연스럽게 유지할 수 있습니다.

우리가 저마다 다른 지문을 갖고 있듯, 걸음걸이도 모두 제각각입니다. 이상적으로 여겨지는 11자 걸음, 양발의 끝이 바깥쪽으로 향한 팔자걸음, 양발의 끝이 안쪽으로 향한 안짱걸음 등 다양한 걸음걸이가 있습니다.

걸음걸이 대부분은 후천적으로 형성됩니다. 한 사람의 걸음걸이는 그가 살면서 환경에 적응하고 변화한 결과물이죠. 때로는 생활 습관이 걸음걸이를 결정짓기도 합니다. 하지만 한번 굳어진 걸음걸이는 꾸준한 노력을 통해 바꿀 수도 있답니다.

올바른 자세로 걷기 위해서 다음의 방법들을 따라 해보세요. 별 것 아닌 듯 보여도 실천할수록 효과가 느껴질 겁니다.

❶ 발이 닿는 순서를 의식하면서 걷기

발꿈치 → 발 가운데 → 엄지발가락 순으로 지면에 닿도록 걸어보세요. 이렇게 하면, 발이 지면에 닿을 때 발생하는 충격인 '지면 반발력'을 최소화할 수 있습니다. 그래서 몸의 균형을 잘 유지할 수 있죠. 발의 움직임을 의식하면서 걸으면, 무릎과 허리 등에 가해지는 부담을 줄일 수 있습니다.

❷ 양발을 11자 모양으로 유지하기

양발이 11자 모양을 유지하게끔 걷습니다. 안짱걸음, 팔자걸음 같은 걸음걸이들은 고관절과 골반에 부담을 주고, 척추의 정렬에도 영향을 미칩니다. 점차 통증과 몸의 불균형을 유발하는 요인이 되죠.

❸ 알맞은 발 간격을 유지하면서 걷기

<u>왼발-오른발 간격</u> 왼발과 오른발 사이의 간격은 일반적으로 5~15cm가 적당합니다. 주먹 하나 너비의 간격을 유지하면, 불필요한 힘을 들이지 않고 올바른 걸음걸이를 유지할 수 있습니다.

<u>앞발-뒷발 간격</u> 앞발과 뒷발 사이의 간격은 개인의 신체적 특징에 따라 큰 차이가 있기 때문에 이상적인 수치를 일률적으로 정하기는 어렵습니다. 다만, 누구든 보폭이 너무 좁아지면 걸음걸이의 안정성이 떨어지기 마련입니다. 이를 개선하려면, 의식적으로 앞발과 뒷발의 간격을 넓게 벌려서 걷는 편이 좋습니다. 걸음 수가 너무 많거나 종종걸음으로 걷는 느낌이 든다면 보폭을 넓혀 보세요.

올바른 자세로 자는 법

깊은 잠을 자는 숙면 못지않게 중요한 것이 '올바른 수면 자세'입니다. 특히, 만세 동작으로 자거나 엎드려 자는 자세는 피하는 편이 좋습니다. 장기적으로 우리 몸에 부정적인 영향을 미칠 수 있기 때문인데요, 아래에서 자세히 설명하겠습니다.

 만세 동작으로 자는 자세

많은 분이 이 자세가 편하다고 느끼지만, 사실 불편해야 정상입니다. 등이 굽은 분들은 만세 자세를 하면 잠깐 등이 펴져서 시원하다고 느낄 수 있습니다. 그러나 장기적으로는 쇄골 쪽 신경이 눌리면서 '흉곽 출구 증후군'으로 고생할 위험이 있죠. 흉곽 출구 증후군이 생기면, 손 저림, 어깨와 등허리 뭉침, 코골이, 수면 무호흡 증후군, 역류성 식도염 등의 증상이 따라옵니다. 이런 증상들로 고생할 때는 목과 어깨, 특히 사각근을 스트레칭하면 좋습니다.

 똑바로 누운 자세

이 자세로 잠들면 목과 허리의 자연스러운 정렬을 유지할 수 있어 좋습니다. 이때 베개가 너무 높거나 낮으면 목에 과도한 부담을 줄 수 있습니다. 목이 편안한 상태를 유지하도록 자신에게 알맞은 베개 높이를 찾아서 유지하세요.

 엎드려 자는 자세

이런 습관이 있다면 되도록 빨리 고쳐야 합니다. 엎드려서 자면 목이 어느 한쪽으로 돌아가겠죠? 그러면 목이 돌아간 쪽의 근육이 짧아지고, 반대쪽 근육은 늘어나게 됩니다. 목이 좌우로 움직이는 가동 범위가 줄어들고 턱이 틀어지면서 장기적으로 안면 비대칭까지 유발할 수 있죠. 굽은 등과 반대인 편평등(일자등)이 될 가능성도 있습니다. 엎드려 자는 자세에서 척추의 S자 곡선이 사라지고 호흡력이 떨어지게 되면서 만성 피로를 겪게 되죠. 그 결과, 젖산이 누적되고 허리 통증이 생길 수 있습니다. 엎드린 채 잠들면 발목 또한 꺾입니다. 그러면 종아리 근육이 짧아진 상태로 방치돼 쥐가 잘 나게 되고 발목의 안정성까지 떨어집니다.

 옆으로 누운 자세

옆으로 누운 상태에서 팔꿈치로 몸을 지탱하고 무릎을 살짝 굽힙니다. 이 자세에서 작은 베개나 쿠션을 안고 잠들면 골반과 척추의 정렬을 유지하는 데 도움이 됩니다.

스트레칭이 필요한 주요 근육

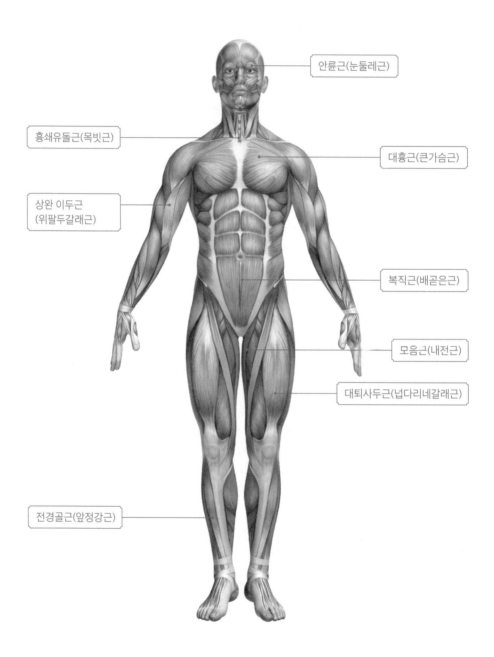

안륜근(눈둘레근)

흉쇄유돌근(목빗근)

대흉근(큰가슴근)

상완 이두근
(위팔두갈래근)

복직근(배곧은근)

모음근(내전근)

대퇴사두근(넙다리네갈래근)

전경골근(앞정강근)

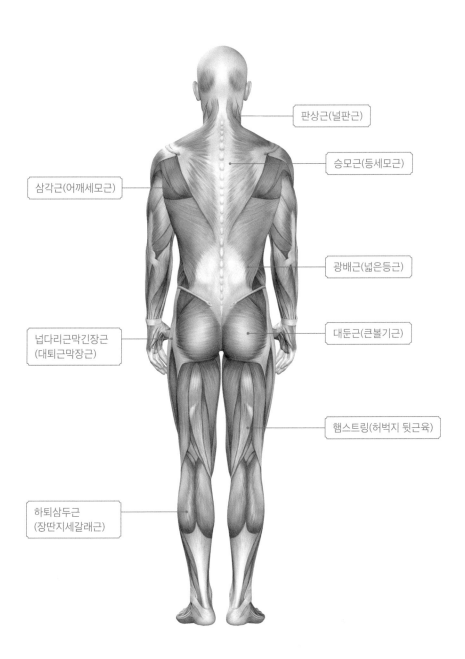

판상근(널판근)

승모근(등세모근)

삼각근(어깨세모근)

광배근(넓은등근)

넙다리근막긴장근
(대퇴근막장근)

대둔근(큰볼기근)

햄스트링(허벅지 뒷근육)

하퇴삼두근
(장딴지세갈래근)

내 몸이 보내는 위험 신호를 알아차리는 10가지 테스트

1

내 목은 괜찮을까요?

1 정면을 보고 바른 자세로 섭니다. 고개를 왼쪽으로 45도 돌려주세요.

2 턱이 왼쪽 쇄골에 닿도록 고개를 숙여주세요. 3초간 자세를 유지합니다.

3 준비 자세로 돌아왔다가 오른쪽도 똑같이 반복해 주세요.

4 좌우 번갈아 같은 동작을 2~3회 반복합니다.

☑ 다음에서 하나라도 해당하면, 목에서 위험 신호를 보내는 중입니다

☐ 목을 돌리거나 숙일 때 통증이 느껴진다.

☐ 목의 회전 각이 45도가 안 나오거나 턱이 쇄골에 닿지 않는다.

☐ 동작 시 어깨, 팔, 손이 저리거나 피가 안 통하는 느낌이 있다.

QR 코드 영상으로 동작을 확인하세요!

2

내 목은 괜찮을까요?

1 정면을 보고 바른 자세로 섭니다.

2 턱을 쇄골 중간에 붙인다고 생각하면서 고개를 앞으로 숙이세요. 3초간 자세를 유지한 뒤, 준비 자세로 돌아옵니다.

3 이번에는 고개를 위로 들어서 천장과 얼굴이 평행이 되도록 최대한 젖힙니다. 3초간 자세를 유지한 뒤, 준비 자세로 돌아옵니다.

4 위아래 번갈아 같은 동작을 2~3회 반복합니다.

☑ 다음에서 하나라도 해당하면, 목에서 위험 신호를 보내는 중입니다

☐ 고개를 숙이거나 들었을 때 통증이 느껴진다.

☐ 턱이 쇄골 중간에 붙지 않거나 얼굴이 천장과 평행이 되지 않는다.

☐ 동작 시 어깨, 팔, 손이 저리거나 피가 안 통하는 느낌이 있다.

3

내 어깨는 괜찮을까요?

1 바른 자세로 서서 양 손바닥과 양 팔꿈치를 각각 붙여주세요.

2 이 자세를 유지한 채 팔꿈치를 천천히 위로 올립니다.

3 코 높이까지 팔꿈치를 올려주세요.

☑ 다음에서 하나라도 해당하면, 어깨에서 위험 신호를 보내는 중입니다

☐ 양 손바닥 혹은 양 팔꿈치를 붙이기가 힘들다.

☐ 동작 시 어깨에서 통증이 느껴진다.

4

내 등은 괜찮을까요?

1 의자에 앉아서 척추를 곧게 세웁니다. 꼬리뼈부터 머리끝까지 일자로 쭉 길어지는 느낌으로 척추를 바르게 정렬합니다.

2 양손을 서로 교차하여 깍지를 끼고, 머리 뒤로 보냅니다.

3 숨을 들이마시고 내뱉으면서 몸통과 고개를 최대한 왼쪽으로 돌려주세요.

4 준비 자세로 돌아왔다가 오른쪽도 똑같이 반복해 주세요.

5 좌우 번갈아 같은 동작을 4회 반복합니다.

☑ 다음에서 하나라도 해당하면, 등에서 위험 신호를 보내는 중입니다

☐ 동작 시 몸통이 45도 이하로 회전한다.

☐ 몸통을 돌릴 때 팔이 몸 안쪽으로 점점 굽는다.

☐ 동작 시 어깨나 등에서 통증이 느껴진다.

5

내 팔꿈치는 괜찮을까요?

1 척추를 펴고 바른 자세로 앉습니다.

2 오른 손등이 정면을 향하도록 팔을 뻗습니다.

3 왼손으로 오른 손바닥을 잡고 가볍게 당깁니다. 3초간 자세를 유지한 뒤, 준비 자세로 돌아옵니다.

4 오른 손등이 정면을 향하도록 팔을 뻗습니다.

5 왼손으로 오른 손등을 잡고 가볍게 당기면서 3초간 자세를 유지합니다.

6 준비 자세로 돌아왔다가 손을 바꿔 반대쪽도 똑같이 동작해주세요.

☑ 다음에서 하나라도 해당하면, 팔꿈치에서 위험 신호를 보내는 중입니다

☐ 동작 시 팔꿈치에서 통증이 느껴진다.

☐ 동작 시 힘줄이 늘어날 때 유독 찌릿하거나 아프다.

6

내 손목은 괜찮을까요?

1 척추를 펴고 바른 자세로 앉습니다.

2 양쪽 손목을 접어서 손등끼리 맞댄 뒤 20~30초간 자세를 유지합니다.

☑ 다음에서 하나라도 해당하면, 손목에서 위험 신호를 보내는 중입니다

☐ 손목을 꺾을 때 통증이 느껴진다.

☐ 동작 시 손이 저리다.

7

내 허리는 괜찮을까요?

1 정면을 보고 바른 자세로 섭니다.

2 천천히 손으로 발등을 터치합니다. 10초간 자세를 유지한 뒤, 준비 자세로 돌아옵니다.

3 양팔을 들어 만세 동작을 합니다.

4 동작을 유지한 채 허리를 뒤로 젖힙니다. 5~10초간 자세를 유지한 뒤, 준비 자세로 돌아옵니다.

☑ 다음에서 하나라도 해당하면, 허리에서 위험 신호를 보내는 중입니다

☐ 허리를 굽히거나 젖힐 때 허리에 통증이 있다.

☐ 허리를 굽히거나 젖힐 때 다리에 저림과 통증이 있다.

☐ 동작 시 손이 무릎 아래로 내려가지 않거나 허리를 젖히는 데 어려움이 있다.

8

내 골반은 괜찮을까요?

1 천장을 보고 편한 자세로 눕습니다.

2 왼 다리를 구부려서 오른 허벅지 위로 올립니다.

3 왼 무릎을 아래쪽으로 내리면서 다리를 4자 모양으로 만듭니다. 10초간 자세를 유지합니다.

4 준비 자세로 돌아왔다가 반대쪽도 똑같이 해주세요.

☑ 다음에서 하나라도 해당하면, 골반에서 위험 신호를 보내는 중입니다

☐ 무릎을 내릴 때 허리나 골반에 통증이 있다.

☐ 무릎을 내릴 때 동작이 힘들거나 반대쪽 골반이 들린다.

9

내 무릎은 괜찮을까요?

1 정면을 보고 바른 자세로 섭니다. 다리는 어깨너비로 벌리세요.

2 양팔은 X자 모양으로 교차해서 가슴 위에 올립니다.

3 오른 다리를 앞으로 쭉 뻗고, 왼 발로만 몸을 지탱하여 섭니다.

4 왼 다리를 굽히면서 천천히 자세를 낮춰주세요. 지금까지의 동작을 5회 반복합니다.

5 준비 자세로 돌아왔다가 반대쪽도 똑같이 해주세요.

☑ 다음에서 하나라도 해당하면, 무릎에서 위험 신호를 보내는 중입니다

☐ 동작 시 무릎에서 통증이 느껴진다.

☐ 동작 시 무릎에서 뚝 뚝 소리가 난다.

☐ 다리를 굽힐 때 무릎이 안쪽으로 쏠린다.

10

내 발목은 괜찮을까요?

1 바닥에 앉아서 양다리를 쭉 펴고 11자로 만들어주세요.

2 양발의 끝을 무릎 방향으로 최대한 당깁니다. 3~5초 유지하세요.

3 준비 자세로 돌아왔다가 이번에는 양발의 끝을 반대 방향으로 쭉 폅니다.

4 방향을 번갈아 가면서 같은 동작을 4~5회 반복합니다.

☑ 다음에서 하나라도 해당하면, 발목에서 위험 신호를 보내는 중입니다

☐ 동작 시 발목에서 통증이 느껴진다.

☐ 동작 시 발목에서 뚝 뚝 소리가 난다.

☐ 동작 시 발끝의 위치가 다르다.

PART 1

통증이 빠르게
사라지는
초단간 60초 운동

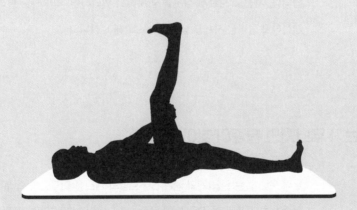

부위별·증상별
66가지 스트레칭

1장

목 스트레칭

● 혹시 나도 거북목 증후군?

거울 앞으로 가서 옆모습을 살펴보세요. 혹시 목이 구부정하게 앞으로 기울었거나 어깨가 앞으로 둥글게 말리진 않았나요? 현대인 상당수를 괴롭히는 '거북목 증후군'의 증상입니다.

스스로 알아차릴 겨를도 없이 거북목이 됐다면 두 가지 이유를 의심할 수 있습니다. 바로 잘못된 생활 습관과 자세입니다. 지하철에 탔을 때 주변을 잠깐 둘러볼까요. 고개를 흔들며 졸고 있거나 고개를 확 숙여서 스마트폰에 열중하는 모습을 어렵지 않게 볼 수 있죠. 이런 생활 습관과 자세가 목 건강을 위협할 수 있습니다. 자신도 모르게 잘못을 반복하고 있었다면, 하루라도 빨리 생활 습관을 개선하고 올바른 자세를 습관화하도록 해야 합니다.

● 목의 커브가 무너지면 통증이 찾아온다

우리 목에 있는 일곱 개의 뼈는 C자 모양의 커브를 이루고 있습니다. 일자 모양이 더 올바른 자세일 것 같은데, 왜 하필 C자 모양일까요? 머리는 인체에서 가장 중요한 장기인 뇌를 담고 있는 부위인데요, 머리의 무게를 받쳐주는 부위가 바로 목입니다. 머리는 볼링공 하나와 같은 무게로, 무려 5kg이나 된다고 해요. C자 커브는 목에 가해지는 머리의 무게를 분산시키고 중력을 효과적으로 견딜 수 있게 돕습니다.

28

C자 커브가 무너지면 어떤 문제가 생길까요? 일자목이나 거북목 같은 변형이 일어나면, 우리 목은 평소보다 2~4배 더 무거운 부하를 견뎌야 합니다. 목이 과부하를 견디지 못하면 두통이나 디스크 같은 통증이 생기죠.

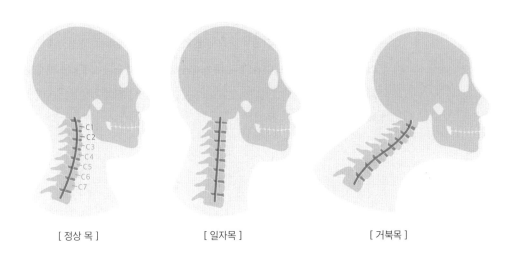

[정상 목]　　　　　[일자목]　　　　　[거북목]

● 일자목, 거북목이 불편한 이유

일자목　　턱을 당긴 채 고개를 앞으로 숙이는 자세를 오랫동안 반복하면 목의 안정성이 떨어집니다. 그 결과, 우리 목은 C자 커브를 잃고 일자목으로 변형되죠. 일자목으로는 머리 무게를 분산하기가 쉽지 않으므로 고스란히 그 부담을 감당해야 합니다. 그러다 보면 목 뒤쪽과 어깨가 뻐근하고 통증이 느껴지기 시작합니다.

　일자목을 방치하면, 우리 목은 '역C자 모양'이라고 불리는 상태가 되기 쉽습니다. 목 뒤쪽의 뼈가 볼록한 모양으로 변형되는 거죠. 역C자 상태에서 팔 저림, 목과 어깨 통증이 심해진다면 목 디스크일 가능성이 있습니다. 이런 증상이 있다면, 서둘러서 병원에 가보길 권합니다.

거북목

거북목은 목에 아직 C자 커브가 남아 있지만, 머리가 앞으로 빠진 상태입니다. 여기서는 거북목이 어떻게 통증을 유발하는지 살펴볼게요. 5kg짜리 아령을 들고 있다고 상상해 보겠습니다. 팔꿈치를 구부려서 몸 가까이에 붙입니다. 이 상태에서 팔을 앞으로 뻗어볼까요? 어깨와 팔에 점점 힘이 들어가는 게 느껴질 거예요. 이때 아령은 '머리'를, 어깨와 팔은 '경추(목뼈)'를 상징합니다. 예시 상황에서 어깨와 팔이 부들부들 떨리면서 무리하게 되듯이, 거북목 상태에서는 경추도 많은 스트레스를 받습니다. 이 상황이 지속되면 경추 7번 부근에 스트레스가 쌓여서 섬유화가 진행되는데, 이를 '버섯목'이라고 합니다. 버섯목에 관해서는 뒤에서 더 자세히 설명할게요.

자고 나면 목이 잘 안 돌아가요

CASE 1

아침에 일어났을 때 목이 뻣뻣하다거나 아픈 경우가 있습니다. 이럴 때 흔히 '담이 왔다'라고 표현하는데요, 이 증상의 정식 명칭은 '근막 통증 증후군'입니다. 근막 통증 증후군은 왜 생길까요?

잘못된 자세로 자거나 높이가 맞지 않는 베개를 사용하면 목과 어깨 부근의 '근막'에 계속 부담이 갑니다. 근막은 근육과 장기를 감싸는 막입니다. 근육과 근막이 한계까지 자극을 받으면 방어 기제가 작동하여 근육을 딱딱하게 수축시키는데요, 그러면서 통증이 발생하거나 목의 움직임에 제한이 생깁니다.

담이 왔을 때의 대처법을 이제부터 알아보겠습니다. 목과 어깨의 안정성에 큰 역할을 하는 두 근육 '흉쇄유돌근'과 '견갑거근'을 스트레칭하여 통증을 줄이는 것이 핵심입니다.

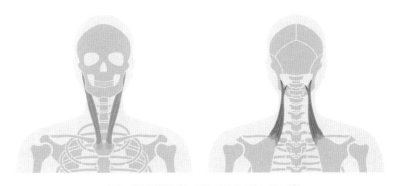

흉쇄유돌근과 견갑거근

01_ 고개 돌려서 목 근육 풀어주기

흉쇄유돌근은 목의 좌우에 있는 가장 두꺼운 근육입니다.
흉쇄유돌근의 긴장을 풀어주고, 목의 유연성을 높이는 스트레칭 동작을 익힙니다.

⏱ 이완 부위당 30초~1분 스트레칭 부위당 10~15회

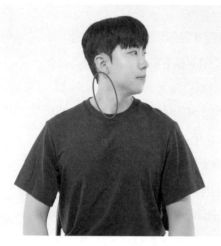

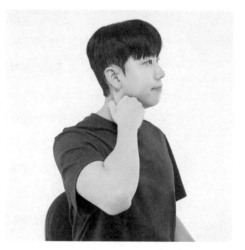

1 목에 힘을 뺀 상태에서 거울을 봅니다. 고개를 왼쪽으로 돌려서 흉쇄유돌근을 찾습니다. 쇄골부터 귀 뒤까지 이어진 불룩 튀어나온 근육을 찾아주세요.

2 엄지와 검지로 흉쇄유돌근을 살짝 꼬집듯이 잡습니다. 30초~1분간 위아래로 가볍게 흔들면서 천천히 근육을 풀어줍니다. 반대쪽도 똑같이 해주세요.

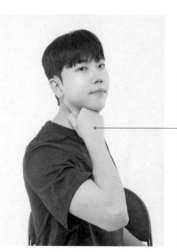

3 오른쪽의 흉쇄유돌근을 잡은 상태에서 고개 역시 오른쪽으로 돌립니다. 이 동작을 10~15회 반복합니다. 반대쪽도 똑같이 해주세요.

① 손가락 끝보다는 표면적이 넓은 손가락 측면으로 흉쇄유돌근을 잡아주세요.

② 목은 예민한 부위입니다. 흉쇄유돌근을 살며시 잡고 천천히 이완하세요.

③ 담 때문에 목이 잘 돌아가지 않는다면, 무리하지 말고 가능한 범위에서만 동작을 해주세요.

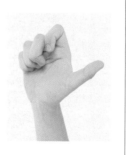

02_ 앉아서 고개 돌려서 머리 내려주기

목에 생기는 근막 통증 증후군은 견갑거근이 원인인 경우가 많습니다.
견갑거근을 늘이는 스트레칭으로 회복 속도를 높입니다.

⏱ 스트레칭 10초 유지, 좌우 각각 3회 반복

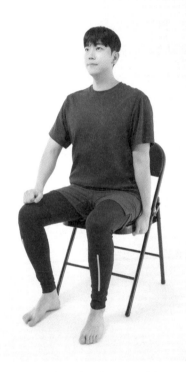
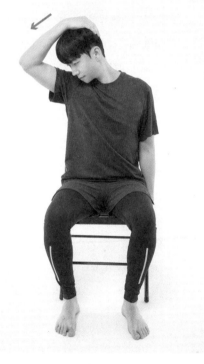

1 의자에 앉아서 배에 힘을 주고 척추를 곧게 폅니다. 왼손으로 의자를 잡고 어깨를 단단히 고정하세요.

2 오른쪽으로 고개를 45도 돌린 뒤, 오른손으로 뒤통수를 잡습니다.

3 오른쪽 대각선 아래 방향으로 고개를 스트레칭하면서 머리를 내리다가 잠시 멈춘 뒤 10초간 자세를 유지합니다. 반대쪽도 똑같이 해주세요.

⚠
① 고개가 45도까지 돌아가지 않는 경우, 가능한 범위에서 동작을 한 뒤 스트레칭하세요.
② 의자가 없는 경우에는 테이블처럼 손으로 잡아서 어깨를 고정할 수 있는 다른 물체를 찾으면 됩니다.

목뒤가 버섯처럼
볼록 튀어나왔어요

CASE 2

잠깐 목뒤를 만져보세요. 혹시 유난히 볼록 튀어나온 경추가 있지 않은가요? 만약 그렇다면, 어깨가 구부정하고 머리가 앞으로 빠진 거북목 상태일 가능성이 큽니다.

목의 정렬이 정상일 때, 머리 무게는 목의 C자 커브를 통해 경추 1번에서 7번까지 고르게 분산됩니다. 그러나 거북목 상태에서는 머리 무게가 목의 앞쪽에 주로 전달되고 경추 7번에 부담이 집중됩니다. 이 상태를 방치하면, 경추 7번 부근에서 유착 및 섬유화가 진행됩니다. 목덜미에 마치 버섯이 자란 것처럼 경추가 볼록 튀어나와 보이는 '버섯목 증후군'이 생기죠.

버섯목 증후군을 제때 치료하지 않으면, 목과 어깨의 통증, 팔 저림, 디스크 등의 증상으로 발전할 수 있으니 주의해야 합니다. 목이 아파서 병원을 찾아오시는 분 중 버섯목 증후군인 경우가 꽤 많습니다. 지금부터 버섯목 증후군 치료에 효과적인 스트레칭을 알려드릴게요.

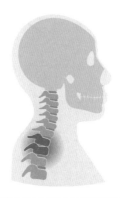

버섯목 증후군 호발 부위

03_ 벽에 기대어 경추와 흉추를 뒤로 젖히기

경추와 흉추(등뼈)를 스트레칭해서 버섯목을 예방하거나 증상을 완화합니다.

⏱ 스트레칭 10~15초 유지, 좌우 각각 3회 반복

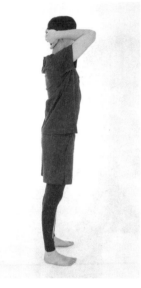 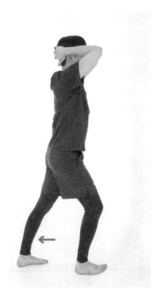 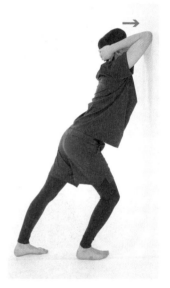

1 벽 앞에 서서 배에 힘을 주고 척추를 곧게 폅니다. 양손을 서로 교차해서 깍지를 단단히 끼고 머리 뒤로 넘겨주세요.

2 양다리를 골반 너비만큼 벌린 뒤, 왼 다리를 한 발자국 뒤로 보내주세요.

3 양 팔꿈치를 어깨너비만큼 벌린 뒤, 벽에 팔꿈치가 닿도록 천천히 기댑니다.

4 양 팔꿈치를 위로 조금씩 올리면서 고개를 뒤로 부드럽게 젖혀주세요. 이 자세를 10~15초간 유지하고, 팔꿈치와 고개를 천천히 내려줍니다. 3~4번 동작을 3회 반복합니다. 발을 바꿔서 반대쪽도 똑같이 해주세요.

04_ 앉아서 고개 돌려서 위로 젖히기

경직된 흉쇄유돌근을 스트레칭해서 버섯목을 예방하거나 증상을 완화합니다.

⏱ 스트레칭 10~15초 유지, 좌우 각각 3회 반복

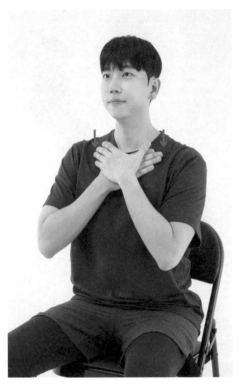
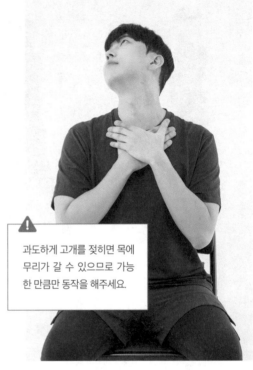

⚠ 과도하게 고개를 젖히면 목에 무리가 갈 수 있으므로 가능한 만큼만 동작을 해주세요.

1 의자에 앉아서 배에 힘을 주고 척추를 곧게 폅니다. 흉쇄유돌근이 이어진 흉골 위에 양손을 포갭니다. 흉골을 살짝 누르는 느낌으로 양손을 단단히 고정하세요.

2 고개를 오른쪽으로 약간 돌린 뒤 위로 젖혀주세요. 이 자세를 10~15초간 유지합니다. 고개가 정면을 향하도록 하면서 처음 자세로 돌아왔다가 반대쪽도 똑같이 해줍니다.

거북목을
꼭 치료해야 할까요?

CASE 3

현대인에게서 컴퓨터와 스마트폰 등의 전자기기는 떼놓을 수가 없죠. 전자기기의 사용 시간에 비례해서 우리의 목 건강은 점점 악화하고 있습니다. 컴퓨터와 스마트폰 속 화면을 들여다보는 동안, 목 앞쪽의 근육들은 줄어들고 뒤쪽의 근육들은 늘어납니다. 그 결과, 거북목과 일자목이 될 위험이 커지죠.

경추에 스트레스가 계속 쌓이면 어떤 일이 일어날까요? 척추 주변의 관절들 사이에는 충격을 완화하는 물렁뼈인 '추간판'이 있습니다. 그런데 경추에 부담이 누적되면 추간판이 뒤로 탈출하는 일이 벌어집니다. 제자리를 벗어난 추간판이 신경관을 자극하면서 '목 디스크'가 발생하면 이루 말할 수 없을 정도로 삶의 질이 추락합니다.

거북목과 일자목을 방치하면 만성 통증으로 번질 수 있으니 꼭 미리미리 관리해야 합니다. 이번에는 목과 어깨, 등을 함께 스트레칭하면서 경추의 변형을 예방하거나 증상을 완화하는 법을 익힙니다.

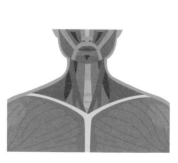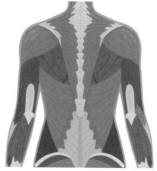

거북목과 관련된 근육들

05_ 어깨 외회전하면서 고개 뒤로 젖히기

거북목과 일자목을 치료할 때는 어깨와 등까지 종합적으로 접근해야 합니다.
목과 어깨, 등을 한꺼번에 스트레칭하는 동작으로
목의 변형을 예방하거나 거북목, 일자목을 교정할 수 있습니다.

🕐 스트레칭 10초 유지, 3회 반복

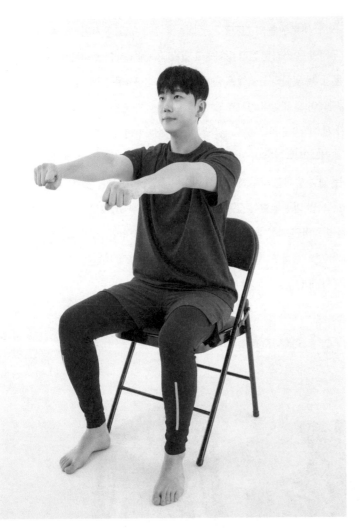

1 의자에 앉거나 바로 서서 배에 힘을 주고 척추를 곧게 폅니다. 양손에 주먹을 살짝 쥐고, 손등이 천장을 향하도록 팔을 앞으로 곧게 뻗어주세요.

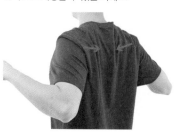

팔을 뒤로 보낼 때, 견갑골(날개뼈)을 모아준다고 상
상해 보세요. 더욱 시원한 느낌으로 근육을 자극하
면서 스트레칭할 수 있을 거예요.

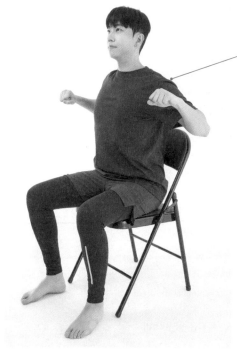

2 팔꿈치를 뒤에서 누군가가 잡아당긴다고 생각
하며 팔을 뒤로 천천히 보내세요.

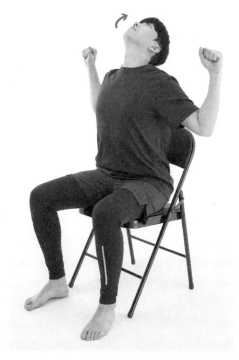

3 어깨를 바깥으로 회전(외회전)하고, 고개도 뒤
로 부드럽게 젖혀주세요. 이 자세를 10초간 유
지합니다.

06_ 네발 기기 자세에서 상체 회전하기

네발 기기 자세에서 경추의 중립을 유지하고 흉추를 회전시킵니다.
이 동작은 거북목과 일자목의 개선에 도움을 줍니다.

🕐 스트레칭 3초 유지, 좌우 각각 10~15회 반복

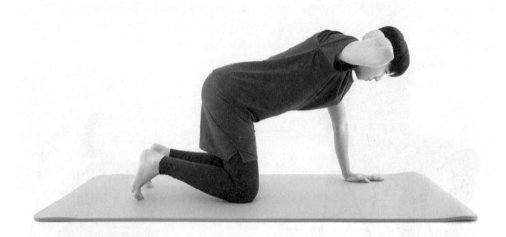

1 네발 기기 자세를 만듭니다. 손은 어깨 관절 아래에 두고, 무릎은 골반 너비
만큼 벌려서 골반 아래에 위치시킵니다.

2 고개가 밑으로 떨어지지 않게끔 턱을 가볍게 당깁니다. 오른손은 뒤통수로
보내주세요.

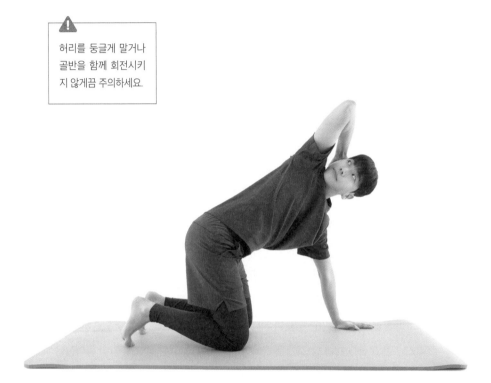

⚠️
허리를 둥글게 말거나
골반을 함께 회전시키
지 않게끔 주의하세요.

3 배에 힘을 준 상태에서 팔꿈치를 오른쪽 위로 들어서 회전시킵니다. 동시
에 시선은 오른쪽 천장을 향하면서 상체도 함께 회전시키세요. 이 자세를
3초간 유지합니다. 준비 자세로 돌아온 뒤, 1~3번 동작을 10~15회 반복합
니다. 반대쪽도 똑같이 해주세요.

만성 두통의 주범은
뒤통수에 숨어 있다

PLUS

두통은 약을 먹으면 금세 괜찮아지는 대수롭지 않은 통증이라고 여기는 분들이 적지 않습니다. 그리고 두통의 원인을 머리에서 찾는 경우도 흔하죠. 하지만 예상과 달리, 만성 두통의 원인은 경추에 있는 경우가 많습니다. 이를 '경추성 두통' 혹은 '긴장성 두통'이라고 하는데요, 경추에 긴장이 쌓여서 발생하는 두통이라서 이런 이름이 붙었습니다.

좀 더 자세히 살펴보면, 만성 두통의 주원인은 뒤통수에 자리한 '후두하근'에서 찾을 수 있습니다. 후두하근은 뒤통수뼈 아래에 있는 목 근육들입니다. 소후두직근, 상두사근, 대후두직근, 하두사근 이렇게 네 가지 근육으로 이루어졌죠. 이 근육들은 뒤통수 밑에 삼각형 모양으로 모여서 '후두하삼각'이라는 공간을 형성합니다. 후두하삼각으로 두통을 유발하는 뇌신경들이 지나가므로 중요한 부위라고 할 수 있습니다. 스트레스나 큰 부하를 계속 받으면, 목 근육이 경직되고 후두하삼각의 공간이 좁아집니다. 그 결과, 신경을 압박해서 두통이 발생하죠. 이제 만성 두통의 원인을 알았으니, 지금부터 후두하근을 이완하는 스트레칭으로 통증을 줄여볼까요?

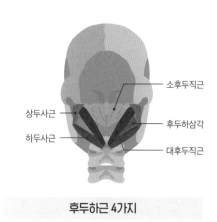

상두사근
하두사근
소후두직근
후두하삼각
대후두직근

후두하근 4가지

07_ 뒤통수뼈 아래 후두하근 풀어주기

만성 두통의 주범인 후두하근을 풀어주고 통증을 완화합니다.

⏱ 이완 30초~1분 스트레칭 좌우 각각 10~15회 반복

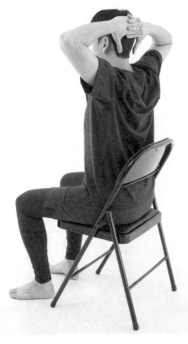
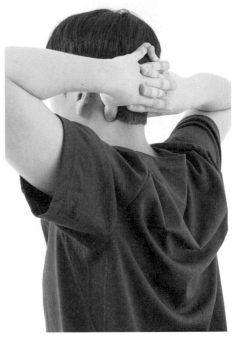

1 의자에 앉아서 배에 힘을 주고 척추를 곧게 폅니다. 양손은 깍지를 끼고 머리 뒤로 넘깁니다. 양손의 엄지로 뒷목을 천천히 쓸어내리면서 움푹 들어가는 부위를 찾으세요.

2 움푹한 부위를 양손의 엄지로 꾹 눌러서 지압합니다. 통증이 느껴지는 부위는 30초~1분간 집중적으로 지압하면서 살살 풀어줍니다.

① 후두하근은 신경이 지나가는 예민한 부위입니다. 3번 동작을 할 때, 후두하근을 부드럽게 살짝만 눌러주세요.

② 고개를 크게 돌릴수록 근육에 가해지는 자극이 강해집니다. 4번 동작에서 되도록 고개를 크게 회전시키세요.

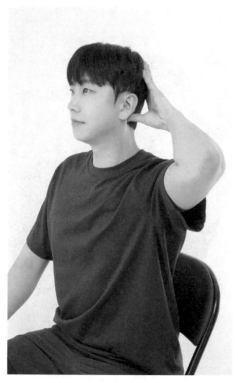

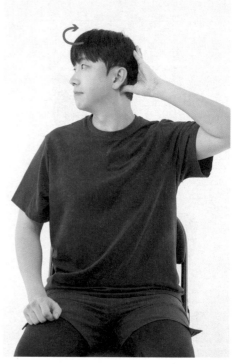

3 깍지를 푼 뒤, 뒷목에서 움푹한 부위 중 유난히 아팠던 곳을 왼손 엄지로 다시 짚습니다.

4 왼손 엄지를 계속 짚은 채 고개를 오른쪽으로 돌립니다. 다시 정면을 봤다가 오른쪽으로 돌리기를 10~15회 반복합니다. 반대쪽도 똑같이 해주세요.

등&어깨 스트레칭   2장

● 등과 어깨는 항상 한 세트

등과 어깨는 빈번하게 문제를 공유하는 긴밀한 사이입니다. 등은 목과 허리를 연결하고, 어깨는 목과 팔을 연결하죠. 앞서 말했듯, 우리 몸은 하나로 연결된 유기체이므로 한 부위에 문제가 생기면 다른 부위에도 문제가 있을 가능성이 큽니다. 예를 들어, 목이나 허리에서 통증이 느껴진다면 등에도 문제가 있을 확률이 높죠. 등과 어깨를 항상 함께 살펴야 하는 이유입니다.

● 우리 등은 원래부터 굽어 있었다?!

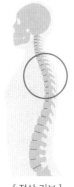
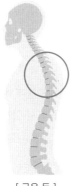

흉추는 12개의 뼈로 이루어졌고, 늑골(갈비뼈)과도 연결돼 있습니다. 흉추를 옆에서 보면 뒤로 약간 굽은 모습인데요, 목의 C자 커브와는 반대 방향으로 굽었습니다. 흉추의 커브는 체중 부담을 분산시키고, 직립 보행이 가능하도록 돕습니다.

흉추의 커브는 자연스러운 현상이지만, 이 커브가 과도하게 뒤로 말려서 '굽은 등'이 되면 문제가 발생합니다. 우리의 일상에는 앞으로 나아가거나 전방을 주시하는 활동이 상당히 많습니다. 이는 척추에 부담을 주고, 굽은 등, 라운드 숄더, 거북목

[정상 커브]   [굽은 등]

등 몸의 변형을 일으켜서 삶의 질을 하락시키죠. 그러므로 꾸준한 운동과 바람직한 자세를 습관화하여 척추의 중립을 유지해야 합니다.

● 뼈들이 사슬처럼 연결된 '어깨 관절 복합체'

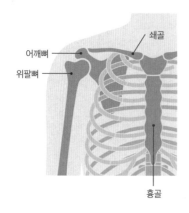

어깨 관절은 네 개의 뼈로 이루어진 '복합체'입니다. 흉골(복장뼈), 쇄골(빗장뼈), 어깨뼈, 위팔뼈 이렇게 네 개의 뼈가 어깨 관절 하나를 이루죠. 보통의 관절은 두 개의 뼈로 이루어지지만, 어깨 관절은 네 개의 뼈로 이루어지기 때문에 복합체라고 부릅니다.

'어깨 관절 복합체'는 늑골, 흉추와 이어져 있습니다. 그래서 이 부위에 문제가 생기면, 어깨뿐만 아니라 등에도 통증이 함께 올 가능성이 크죠. 통증을 치료할 때는 어깨와 등이 서로 연결됐다는 사실을 늘 떠올리면서 원인을 찾아야 합니다.

● '일자 쇄골'에 관한 오해와 진실

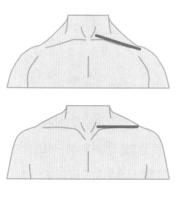

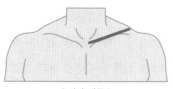

[정상 쇄골]

'우아한 자태의 비결은 반듯한 일자 쇄골', '누구나 부러워하는 일자 쇄골 만드는 법' 등 일자 쇄골에 대한 예찬을 종종 봅니다. 많은 사람이 일자 쇄골을 미와 건강의 상징으로 여기죠. 그러나 사실, 일자 쇄골은 어깨 건강에 마냥 좋다고만 할 수는 없답니다. 정상적인 쇄골은 일자 모양이 아니라, 위쪽으로 10도가량 올라가 있거든요.

오랫동안 고개를 숙이거나 등을 구부정하게 하고 있으면, 쇄골과 견갑골이 연달아 틀어져 일자 쇄골이 만들어집니다. 이 경우, 목과 어깨 부근에 통증이 생길 가능성이 크죠. 일자 쇄골로 인한 통증을 피하기 위해서 적절한 스트레칭과 근력 운동이 필요합니다.

등이 굽어서
뻣뻣해요

CASE 4

혹시 거북목을 갖고 계신가요? 그렇다면, 뒤태가 정상 각도보다 더 볼록해 보이는 '굽은 등' 체형일 확률도 높습니다. 굽은 등은 양쪽 견갑골이 벌어지면서 그 주변 조직들이 늘어난 채로 굳어진 상태인데요, 이를 '이완성 경직'이라고 합니다. 이때 '라운드 숄더' 증상도 함께 나타날 수 있습니다. 라운드 숄더는 어깨가 앞으로 말리면서 가슴 근육이 짧아지고 경직된 상태이죠. 흉추를 다양한 각도로 회전시켜서 유연성을 높이고 가슴 근육을 같이 스트레칭하면, 굽은 등을 개선하는 데 큰 도움이 됩니다. 이제부터 그 방법을 배워볼까요?

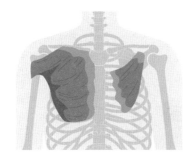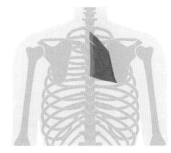

가슴 근육과 등 근육

08_ 옆으로 누워서 한쪽 팔 회전하기

흉추의 유연성을 높이고, 가슴 근육을 스트레칭하는 동작을 익힙니다.

⏱ 스트레칭 좌우 각각 10~15회 반복

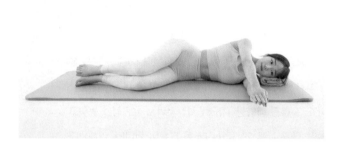

1 베개나 수건을 베고 왼쪽으로 눕습니다. 그러고는 고관절과 무릎을 사진처럼 90도 정도 구부리세요.

2 양팔을 곧게 뻗고, 양손의 손끝을 맞춰주세요.

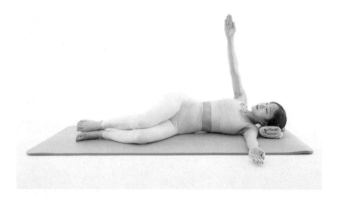

3 고개와 팔을 오른쪽으로 최대한 회전합니다. 2~3번 동작을 10~15회 반복합니다. 반대쪽도 똑같이 해주세요.

⚠

① 동작 시 양 무릎이 떨어지지 않도록 신경 써주세요.

② 통증이 느껴지지 않고 가능한 범위까지만 동작을 합니다.

③ 몸을 회전할 때 시선은 손바닥에 두세요. 이렇게 하면, 경추와 흉추를 더 많이 움직일 수 있습니다.

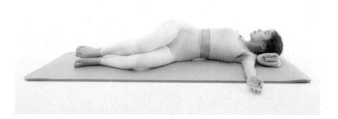

48

09_ 무릎 꿇고 등을 폈다가 굽히기

흉추의 유연성을 높이고, 굽은 등을 효과적으로 관리하는 동작을 익힙니다.

🕐 스트레칭 10회씩 3세트 반복

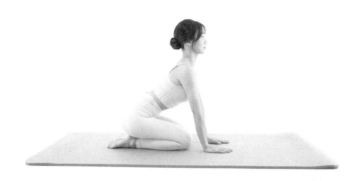

1 무릎을 꿇고 앉아서 배에 힘을 주어 척추를 곧게 폅니다. 양 손바닥은 어깨 너비로 벌려서 바닥에 둡니다. 꼬리뼈부터 머리끝까지 일직선이 되도록 등을 펴주세요.

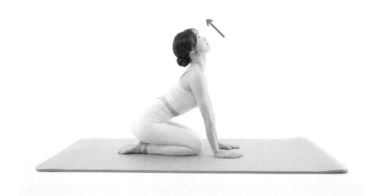

2 숨을 들이마시면서 손바닥 전체로 지면을 약간 당겨주는 느낌과 함께 고개를 뒤로 젖히고 등을 펴주세요.

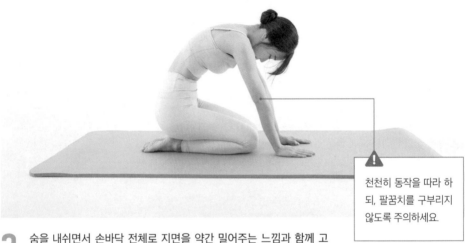

천천히 동작을 따라 하
되, 팔꿈치를 구부리지
않도록 주의하세요.

3 숨을 내쉬면서 손바닥 전체로 지면을 약간 밀어주는 느낌과 함께 고
개를 앞으로 숙이세요. 이때, 등은 둥글게 말아줍니다. 2~3번 동작을
10회 반복하면 1세트 완성입니다. 총 3세트를 해주세요.

10_ 엎드려서 양팔 벌렸다가 제자리로 돌아오기

이번에는 척추 중립을 유지하면서 '견갑대(견갑골과 쇄골)'를 스트레칭합니다.
머리에서 몸통으로 이어지는 중심축인 '체간'의 안정성도 높이는 동작입니다.

⏱ 스트레칭 10회씩 3세트 반복

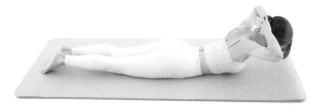

1 엎드려 누운 상태에서 턱을 당겨 상반신을 듭니다. 양손은 깍지를 껴서 뒤통수에 둡니다.

⚠️

① 고개를 들고 동작을 하기가 어렵다면, 이마를 바닥에 대고 있어도 괜찮습니다.

② 엎드려 누운 상태에서 동작을 하기가 너무 어렵다면, 벽 앞에 서서 이마에 수건을 대주세요. 그리고 한 발자국 물러나서 동작을 하면 훨씬 수월할 거예요.

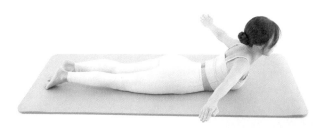

2 날개를 펼치듯 팔을 좌우로 벌려주세요. 이때 손등은 천장을 향해 있습니다.

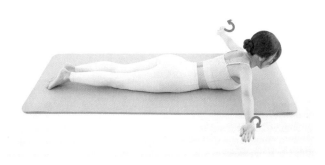

3 손등이 바닥을 향하도록 뒤집으세요.

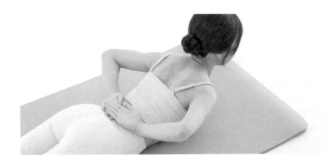

4 양손을 허리 위에 포갠 뒤 이
자세를 3초간 유지합니다.

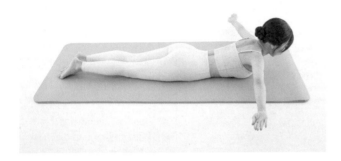

5 다시 팔을 좌우로 벌려주세요.

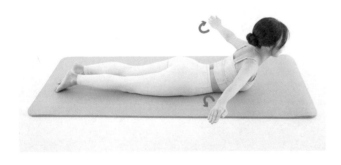

6 손등이 천장을 향하도록 손을
회전합니다.

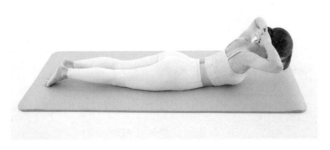

7 양손은 깍지를 껴서 뒤통수에
두고, 준비 자세로 돌아옵니다.
1~7번 동작을 10회 반복하면 1
세트 완성입니다. 총 3세트를
해주세요.

가방이 자꾸 흘러내려요

CASE 5

옷이나 가방이 자꾸 어깨에서 흘러내려서 불편하다는 환자분들이 있습니다. 이는 '어깨높이 비대칭' 때문에 생기는 현상입니다. 좌우 얼굴이 다르듯 인간의 몸은 원래 비대칭이기 때문에 어쩌면 당연하다고 말씀드리고 싶어요. 어깨 높이 또한 차이가 있어도 생활하는 데 스스로 불편함이 없다면 전혀 문제가 되지 않지만, 통증이 있거나 내 모습이 불편하다면 교정이 필요할 수 있습니다.

우리 목덜미에는 뒤통수부터 쇄골까지 이어진 '상부 승모근(등세모근)'이라는 근육이 있습니다. 상부 승모근은 어깨의 움직임에 관여하며, 어깨높이를 결정하는 중요한 근육이죠. 그뿐만 아니라 목의 정렬, 상반신의 자세에도 큰 영향을 미칩니다. 상부 승모근을 단련하고 유연하게 만들면, 일상생활에서 훨씬 쉽게 올바른 자세를 취할 수 있습니다. 목과 어깨 부위의 통증을 예방하고 운동 능력을 향상할 수도 있죠. 그럼 이제, 어깨높이 비대칭을 개선하기 위해 상부 승모근을 스트레칭하는 동작들을 배워보겠습니다.

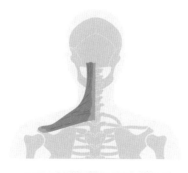

상부 승모근(등세모근)과 견갑골

11_ 어깨 으쓱했다가 내리기

상부 승모근을 스트레칭해서 목과 어깨의 통증을 줄이는 동작입니다.
양 어깨높이를 맞추는 데도 도움이 될 거예요.

⏱ 스트레칭 10초 유지, 3회 반복

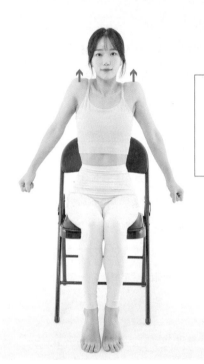

⚠ 동작 시 양팔을 제대로 벌렸는지 확인하세요. 팔을 벌리지 않으면, 상부 승모근을 적절히 스트레칭하지 못할 수 있습니다.

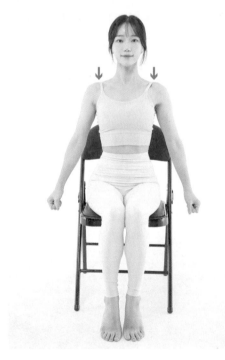

1 의자에 앉아서 배에 힘을 주어 척추를 곧게 폅니다. 양손은 주먹을 가볍게 쥔 채 양팔을 30도 정도 벌려주세요. 어깨를 으쓱하면서 올리고, 이 자세를 10초간 유지합니다.

2 어깨를 3초간 천천히 내려주세요. 1~2번 동작을 3회 반복합니다.

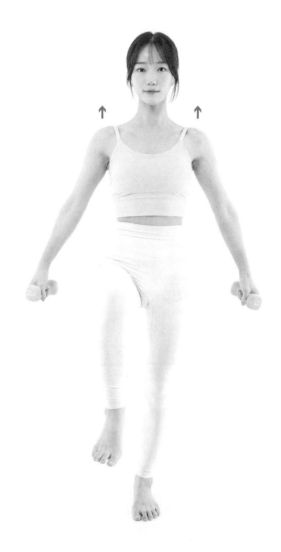

3 양손에 가벼운 덤벨을 들고 동작을 해보세요. 저항이 올라가 운동 효율을
더 높일 수 있습니다. 이때 일어선 상태에서 한쪽 다리를 올리기까지 하면,
몸의 불안정성이 올라가 운동 효율을 더 높일 수 있습니다.

12_ 양팔 만세하고 어깨 으쓱했다가 내리기

상부 승모근과 견갑골을 스트레칭하는 동작입니다.
목과 어깨의 통증을 개선하고, 양 어깨높이를 맞추는 데도 도움을 줍니다.

⏱ 스트레칭 10~15회 반복

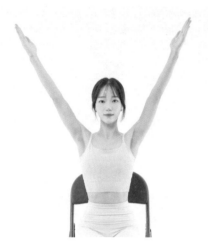 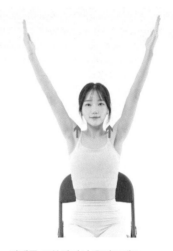

1 의자에 앉아서 배에 힘을 주어 척추를 곧게 폅니다. 하늘을 찌르듯이 양팔을 들어 만세 동작을 하세요.

2 어깨를 으쓱하면서 올려주세요.

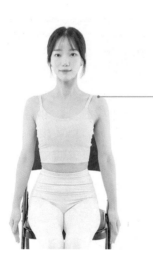

3 2번 동작을 유지한 상태에서 팔을 양옆으로 천천히 내립니다. 1~2번을 10~15회 반복합니다.

⚠ 팔을 내릴 때 어깨를 으쓱한 자세가 풀리지 않도록 주의하세요.

어깨가 굽은 '라운드 숄더' 체형이에요

CASE 6

어깨가 앞으로 둥글게 말린 체형인 '라운드 숄더'는 왜 생길까요? 우리는 일상생활에서 팔을 앞으로 뻗는 동작을 빈번하게 합니다. 어깨가 몸 안쪽으로 회전하는 자세도 자주 취하죠. 문을 미는 동작, 글을 쓰는 습관, 옆으로 누워 자는 자세 등이 대표적입니다. 어깨 관절이 앞으로 말린 내회전 상태를 지속시키는 행동들이죠.

　라운드 숄더는 그저 어깨와 가슴을 펴는 동작만으로 충분히 개선되지 않습니다. 경직된 가슴 근육·팔 근육을 스트레칭하고, 흉추를 활발히 움직여주는 노력을 병행해야 합니다. 지금부터 익힐 동작들과 굽은 등을 개선하는 동작들을 같이 하면 시너지를 낼 수 있습니다.

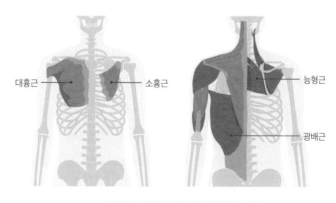

대흉근　　　소흉근　　　능형근　　　광배근

라운드 숄더와 관련된 근육들

13_ 벽에 팔 대고 상체 회전하기

가슴 앞부분에 자리한 근육인 '흉근'을 스트레칭해서
라운드 숄더를 개선하는 동작입니다.

⏱ 스트레칭 10초 유지, 좌우 각각 3회 반복

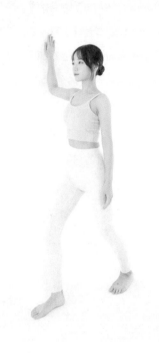

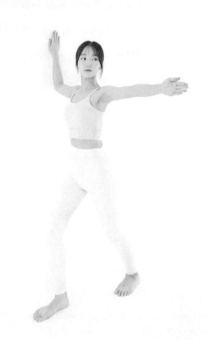

1 오른쪽에 벽을 두고 선 뒤, 팔꿈치를 90도로
구부려서 벽을 짚습니다.

2 오른 다리는 앞으로 뻗어서 약간 구부려주세
요. 왼팔은 바깥쪽으로 펼칩니다.

3 머리와 몸통을 최대한 왼쪽으로 회전하면서 흉근이 늘어나는 느낌을 느낍니다. 이 자세를 10초간 유지한 뒤, 1~3번 동작을 3회 반복합니다. 반대쪽도 똑같이 해주세요.

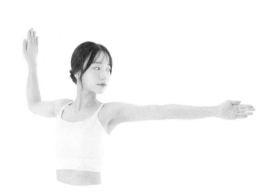

 ⚠ 동작 시 상체가 앞으로 기울어지지 않게끔 조심하세요. 어깨가 으쓱한 자세가 되거나 앞으로 기울지 않도록 신경 써주세요.

14_ 벽 앞에서 양손 깍지 끼고 기지개하기

상체를 유연하게 만들고, 라운드 숄더를 효과적으로 관리하는 동작입니다.

⏱ 스트레칭 10초 유지, 3회 반복

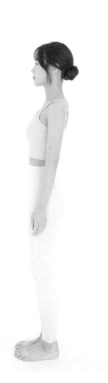
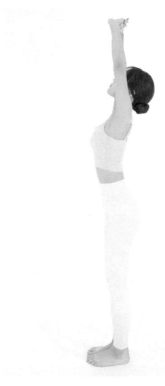

1 벽을 보고 서서 배에 힘을 주어 척추를 곧게 폅니다. 양 발끝은 벽에 붙여주세요.

2 양손은 깍지를 껴서 손바닥이 천장을 향하도록 합니다. 기지개를 켜듯이 양팔을 위로 천천히 뻗어주세요. 이 자세를 10초간 유지하다가 준비 자세로 돌아옵니다. 총 3회 반복합니다.

① 복부에 힘을 단단히 주고 갈비뼈가 벽에 닿지 않도록 적정 거리를 유지하세요.

② 2번 동작에서 시선을 깍지 위에 두면, 고개를 더 자연스럽게 뒤로 젖힐 수 있습니다.

15_ 양 엄지를 뒤로 보내면서 고개 젖히기

상체를 유연하게 만들고, 라운드 숄더와 굽은 등을
동시에 관리하는 스트레칭 동작입니다.

⏱ 스트레칭 10초 유지, 3회 반복

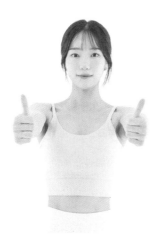
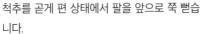
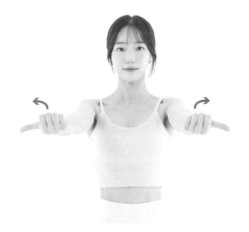

1 척추를 곧게 편 상태에서 팔을 앞으로 쭉 뻗습니다.

2 양손의 엄지를 세운 뒤 바깥 방향으로 돌려주세요.

3 양손의 엄지를 천천히 등 뒤쪽으로 보냅니다. 이때, 가슴을 활짝 열어주면서 고개를 뒤로 젖힙니다. 이 자세를 10초간 유지하다가 준비 자세로 돌아옵니다. 총 3회 반복합니다.

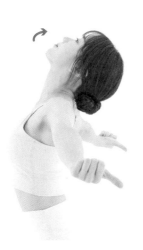

⚠
① 모든 동작은 어깨 통증이 느껴지지 않는 범위 내에서 해주세요.

② 3번 동작에서 허리가 과하게 꺾이지 않도록 주의하세요.

어깨가
딱딱하게 뭉쳤어요

CASE 7

'VDT 증후군(Visual Display Terminal Syndrome)'이라는 말을 들어보셨나요? VDT 증후군은 스마트폰, 컴퓨터 모니터 등 영상 기기를 장시간 사용하는 이들에게 생기기 쉬운 질환입니다. 어깨가 딱딱해져서 돌처럼 뭉치는 것도 증상 중 하나죠. 어깨의 긴장감이 계속되면서 피로 물질인 '젖산'이 쌓인 결과입니다.

　VDT 증후군으로 어깨가 심하게 결릴 때, 승모근만 풀어줘서는 통증을 완전히 잡을 수 없습니다. 상반신 전체를 활발히 움직여서 기능을 개선하는 광범위한 노력이 필요합니다. 지금부터 상체 전반을 풀어줄 스트레칭을 배우러 갈까요?

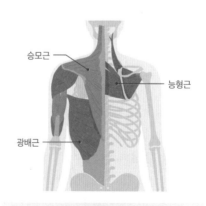

승모근

능형근

광배근

VDT 증후군과 관련된 근육들

16_ 뒤로 한 손 보내고 옆으로 고개 당기기

상부 승모근을 스트레칭해서 어깨 통증을 효과적으로 관리하는 동작을 배웁니다.

⏱ 스트레칭 10초 유지, 좌우 각각 3회 반복

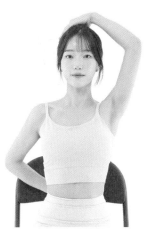

1 의자에 앉아서 배에 힘을 주어 척추를 곧게 폅니다. 오른손은 등 뒤로 보내고, 왼손으로는 머리의 오른쪽을 잡으세요.

 동작 시 어깨에서 통증이 느껴지면 가능한 범위까지만 스트레칭하세요.

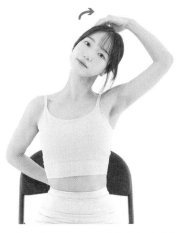

2 왼손에 힘을 주어 고개를 왼쪽으로 당기면서 천천히 스트레칭합니다. 이 자세를 10초간 유지하다가 준비 자세로 돌아옵니다. 전체 3회 반복합니다. 반대쪽도 똑같이 해주세요.

17_ 앉아서 허벅지 잡고 상체 회전하기

경추와 흉추를 활발히 움직여서 어깨의 경직과 통증을 완화하는 동작입니다.

⏱ 스트레칭 좌우 각각 10~15회 반복

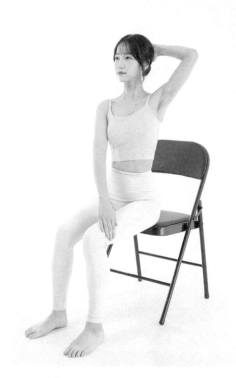 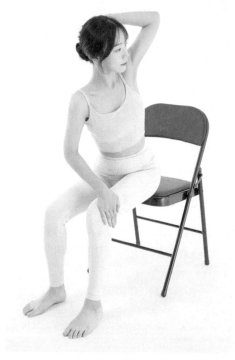

1 의자 앞쪽에 걸터앉아서 배에 힘을 주고 척추를 곧게 폅니다. 양다리는 골반 너비만큼 벌려주세요. 오른손으로 왼쪽 허벅지를 잡고, 왼손은 머리 뒤로 보냅니다.

2 숨을 들이마시면서 몸통을 오른쪽으로 회전합니다. 숨을 내쉬면서 몸통을 다시 왼쪽으로 회전하세요. 전체 10~15회 반복합니다. 반대쪽도 똑같이 해주세요.

① 몸통을 회전할 때, 허리까지 돌아가지 않도록 주의하세요.

② 몸통과 고개를 함께 돌리면, 흉추를 더 많이 회전할 수 있으므로 운동 효율이 높아집니다.

18_ 수건으로 고개 숙였다가 젖히기

수건을 사용하여 목과 어깨의 통증을 완화하는 동작을 배웁니다.

⏱ 스트레칭 10회씩 3세트 반복

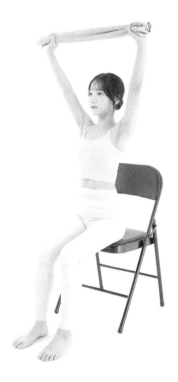

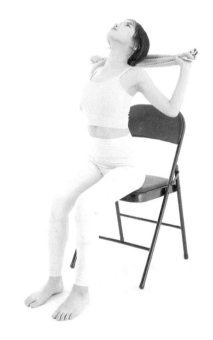

1 의자에 앉아서 배에 힘을 주고 척추를 곧게 폅니다. 양손으로 수건을 잡고, 양팔은 만세를 하듯이 위로 올립니다.

2 양손으로 수건을 당기면서 머리 뒤쪽으로 내립니다. 그러고는 천천히 고개를 앞으로 숙였다가 뒤로 젖힙니다.

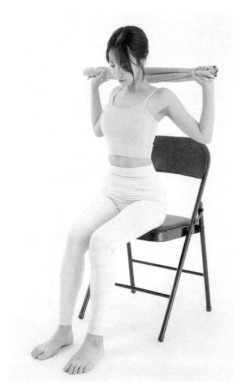

① 양손으로 수건을 당기는 힘이 일정하게끔 신경 써주세요.

② 수건을 아래로 내릴 때, 겨드랑이 쪽에 힘이 들어가는지 확인하세요. 겨드랑이 부근에 자리한 광배근이 제대로 스트레칭되고 있다는 증거랍니다.

3 준비 자세로 돌아갔다가 1~2번 동작을 10회 반복하면 1세트 완성입니다. 총 3세트를 해주세요.

어깨에서 '뚝뚝' 소리가 나요

CASE 8

만세! 지금 당장 양팔을 활짝 들어보세요. 양팔을 옆으로 벌려서 어깨도 움직여 보세요. 혹시 '뚝뚝' 소리가 들리진 않나요? 처음에는 뚝뚝 소리만 나겠지만, 점차 통증이 따라올 가능성이 큽니다. 이는 뼈와 힘줄이 계속 부딪혀서 염증이 생기는 '충돌 증후군'의 증상이기 때문이에요.

만약 '어깨 충돌 증후군' 증상이 있다면, 어깨 주변의 '관절낭'을 풀어주고 '회전근개'의 기능을 향상시키는 운동이 필요합니다. 어깨 관절낭은 어깨 관절을 주머니처럼 감싼 조직이고, 회전근개는 어깨와 팔을 연결하는 근육입니다. 둘 다 어깨 건강에 굉장히 중요한 친구들일 것 같죠? 바로 우리 어깨를 지키러 가볼까요.

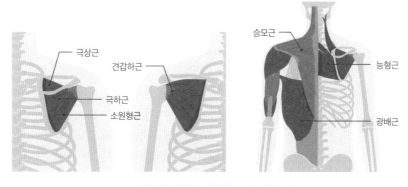

어깨 충돌 증후군과 관련된 근육들

19_ 팔꿈치 고정하고 어깨를 회전하기

경직됐던 어깨 관절낭을 다시 늘여주는 스트레칭입니다.
이 동작을 꾸준히 하면, 뼈와 힘줄의 충돌을 줄여서 어깨 통증을 완화할 수 있습니다.

⏱ 스트레칭 내·외회전 10~15회 반복

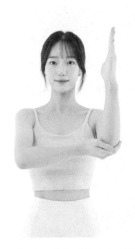

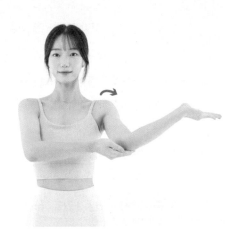

1 왼쪽 손을 펴고 팔을 세웁니다. 왼쪽 팔꿈치는 오른손으로 받쳐주세요.

2 왼쪽 어깨를 바깥쪽으로 회전하여 팔꿈치와 손목을 바깥쪽으로 보냅니다.

3 이어서 왼쪽 어깨를 안쪽으로 회전합니다. 외회전과 내회전을 10~15회 반복합니다.

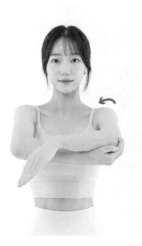

① 어느 쪽 어깨가 아픈지에 따라 동작을 다르게 할 수도 있습니다. 오른쪽 어깨가 아프다면, 오른손을 펴고 왼손으로 받쳐주세요.

② 팔꿈치를 단단히 고정하여 어깨가 과도하게 움직이지 않게끔 하세요.

20 _ 엎드려서 W-T-Y 모양으로 움직이기

어깨 충돌 증후군의 증상을 완화하거나 어깨 부상을 예방할 수 있는 동작입니다.

⏱ 스트레칭 동작마다 10회 반복

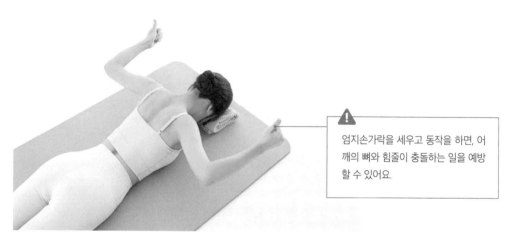

⚠ 엄지손가락을 세우고 동작을 하면, 어깨의 뼈와 힘줄이 충돌하는 일을 예방할 수 있어요.

1 이마에 수건을 대고 엎드립니다. 양팔을 들어서 W자 모양으로 만들고, 양손의 엄지손가락을 세웁니다. 양팔을 올렸다 내리기를 10회 반복합니다.

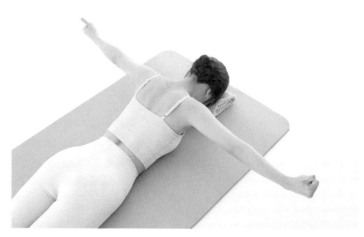

2 팔꿈치를 펴고 양팔을 뻗어서 T자 모양으로 만듭니다. 양팔을 올렸다 내리는 동작을 10회 반복합니다.

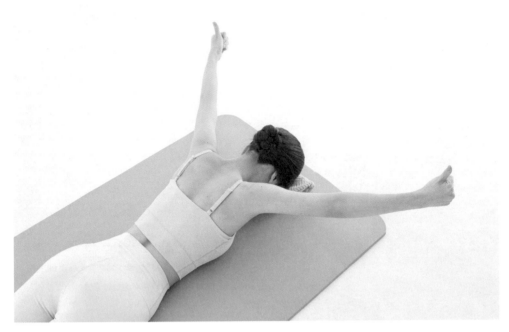

3 양팔을 들어서 Y자 모양으로 만듭니다. 양팔을 올렸다 내리는 동작을
10회 반복합니다.

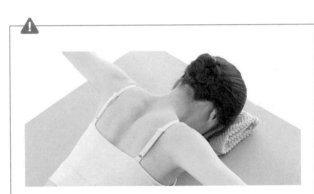

스트레칭 중 승모근의 보상으로 어깨 자극이 심해질 수도 있습니다. 몸에서 긴장을 풀고 강도를 조절하면서 동작을 해주세요.

팔이 안 올라간다면, '오십견'을 의심하라!

50세에 빈번하게 발생한다 하여 '오십견'이라는 용어를 쓰곤 하는데, 이는 전문적인 용어가 아닙니다. 또한, 50세에 국한되지 않고 나이와 성별에 상관없이 발병할 수 있는 질환입니다. 오십견의 정식 명칭은 '유착성 관절낭염'입니다. '유착'은 섬유조직들이 엉겨 붙어버리는 현상이에요. 끈이 너무 꽉 묶여서 운동화를 벗지 못하는 상황을 떠올려 볼까요. 운동화를 벗고 쉴 수 없으므로 발이 계속 긴장 상태에 놓이겠죠. 어깨도 마찬가지입니다. 어깨 주변의 섬유조직들이 엉겨 붙으면(유착), 어깨 관절낭이 제대로 움직이지 못하고 어깨에 염증과 통증이 생깁니다.

운동화 끈이 풀리지 않을 때 어떻게 하시나요? 저는 손가락으로 끈을 살살 비벼가면서 조금씩 풉니다. 이렇게 하면 마찰로 인해 끈에 열이 발생하는데, 바로 이 열이 유착을 풀 열쇠가 됩니다. 엉겨 붙은 섬유조직이 열을 받으면, 작은 틈 사이에 공기층이 생깁니다. 그렇게 공간이 조금씩 생기면서 유착이 풀리죠.

오십견은 회복까지 복잡한 과정을 거쳐야 하는 통증입니다. 하지만 꾸준한 치료와 운동을 병행한다면 회복을 노릴 수 있죠. 섬유조직이 재생되려면 꽤 시간이 걸리므로, 마라톤처럼 긴 호흡으로 인내심을 갖는 태도가 중요합니다.

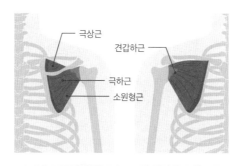

오십견과 관련된 근육들

21_ 겨드랑이 주변을 누르면서 팔 움직이기

회전근개를 이완하여 어깨의 가동 범위를 넓히는 동작을 배웁니다.

⏱ 스트레칭 내·외회전 10~15회 반복

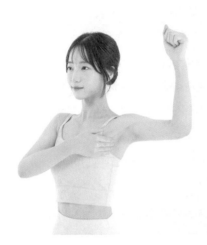

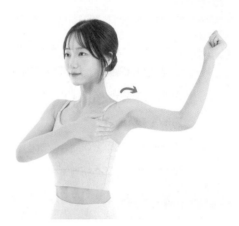

1 왼팔을 들고 오른손으로 겨드랑이 주변을 탐색합니다. 겨드랑이 약간 아래에 움푹하고 유난히 아픈 지점을 찾아서 오른손으로 살짝 눌러주세요.

2 왼쪽 어깨를 천천히 바깥쪽으로 회전했다가 다시 안쪽으로 회전합니다. 이 동작을 10~15회 반복합니다.

3 같은 자세를 유지한 채, 이번에는 왼쪽 팔꿈치를 안쪽으로 보냈다가 다시 바깥쪽으로 보냅니다. 이 동작을 10~15회 반복합니다

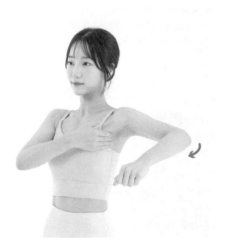

⚠
① 어느 쪽 어깨가 아픈지에 따라 동작을 다르게 할 수도 있습니다. 오른쪽 어깨가 아프다면, 오른팔을 들고 왼손으로 지압하세요.

② 무리하지 않고 가능한 범위까지만 동작을 따라 해 주세요.

③ 3번 동작을 할 때, 팔을 안쪽으로 접었다가 바깥쪽으로 펴는 느낌을 상상해 주세요.

22_ 세 가지 방향의 저항에 맞서서 버티기

어깨의 통증을 완화하고 부상을 예방하는 동작을 익힙니다.

⏱ 스트레칭 동작마다 10초 유지

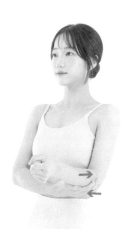

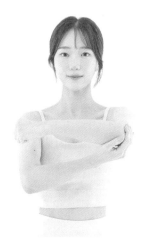

1 왼쪽 팔꿈치를 90도로 접어서 옆구리에 붙입니다. 오른손으로 왼팔을 지탱합니다. 팔을 벌리려고 하는 왼팔의 힘을 오른손으로 막으면서 10초간 자세를 유지합니다.

2 왼팔을 가슴에 수평이 되도록 올립니다.

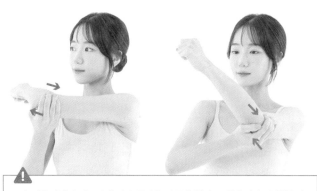

3 오른손으로 왼팔을 최대한 당깁니다. 팔을 벌리려고 하는 왼팔의 힘을 오른손으로 막으면서 10초간 자세를 유지합니다.

4 왼팔을 대각선 위로 최대한 올리고 오른손으로 지탱합니다. 아래로 내려가려는 왼팔의 힘을 오른손으로 막으면서 10초간 자세를 유지합니다.

⚠ 어느 쪽 어깨가 아픈지에 따라 동작을 다르게 할 수도 있습니다. 오른쪽 어깨가 아프다면, 오른팔을 들고 왼손으로 지탱하세요.

3장 # 손목&팔꿈치 스트레칭

● 손목 건강을 위협하는 적들

손이 저리거나 손의 감각이 무뎌지는 증상은 꽤 흔한 편이지만, 심해지면 큰 문제를 초래할 수 있습니다. 일상에 여러모로 방해가 되고, 삶의 질에도 심각한 악영향을 미치죠. 손 저림증은 대체 왜 생길까요?

손 저림증에는 크게 세 가지 원인이 있습니다. 첫째, 목 디스크로 인한 방사통이에요. 방사통은 한 부위에 생긴 질환이 다른 부위에까지 영향을 미쳐서 생기는 통증입니다. 손 저림증의 경우에는, 목의 경추에서 나오는 뿌리신경(중추신경)이 가지신경(말초신경)까지 영향을 미쳤다고 볼 수 있습니다. 가지신경이 뻗어 있는 팔과 손가락까지 찌릿찌릿한 자극을 전달하는 것이죠. 어깨 통증, 두통, 목의 뻐근함, 손 저림증이 함께 나타나는 이유입니다.

둘째, '손목 터널 증후군'입니다. 손을 너무 많이 사용하거나 손에 압박이 지속되면, 손목 터널(수근관)을 지나는 신경이 눌립니다. 손목 터널은 손목을 이루는 뼈와 인대가 만든 작은 통로인데, 이곳에 계속 자극이 가해지면 손목 통증과 저림증이 나타납니다.

셋째, '말초신경 병증'입니다. 팔과 손 같은 말초신경계에 문제가 생기면, 손 저림증이 나타납니다. 팔과 손목에 화끈거림, 시림, 감각 이상, 근력 저하, 떨림 등의 증상을 동반할 수도 있습니다. 손목이 아파서 병원에 갔는데, 목 디스크도 아니고 손목 자체에도 아무런 문제가 없다면 대부분이 이 경우에 해당합니다.

● 팔꿈치 통증은 왜 잘 낫지 않을까?

최근, 골프와 테니스 같은 스포츠가 인기를 끌면서 팔꿈치 통증을 호소하는 분들이 많아졌습니다. 팔을 많이 사용하는 직업을 가진 분들에게도 팔꿈치 통증은 흔한 증상이죠. 팔꿈치 통증은 쉽게 낫지도 않을뿐더러 거듭 재발하는 경우가 많아 매우 성가십니다.

　그렇다면, 팔꿈치 통증이 재발하는 원인은 무엇일까요? 팔꿈치 통증은 생활습관과 깊은 관련이 있습니다. 예를 들어볼까요. 컴퓨터로 작업을 하거나 펜으로 글씨를 쓸 때 우리의 손바닥은 바닥 쪽을 향하는데요, 이 자세가 장시간 지속되면 팔꿈치 관절이 바깥쪽으로 틀어집니다. 팔꿈치에 계속 압력이 가해지면서 팔꿈치 통증이 발생하죠.

　이 원리를 당장 눈으로 확인하는 방법이 있습니다. 거울 앞에서 손등을 정면으로 향하게 하고, 팔꿈치에서 힘을 풀어보세요. 팔꿈치가 바깥쪽으로 틀어지는 모습이 보이죠? 이런 식으로 팔꿈치에 장기적인 부담이 가해지면 통증이 생깁니다. 팔꿈치 바깥쪽이 아니라 안쪽에 통증이 나타나는 경우도 있습니다. 손목을 구부리는 동작이 반복되면 팔꿈치 안쪽에 통증이 발생합니다.

　팔꿈치 통증에 가장 좋은 치료법은 휴식입니다. 팔꿈치를 충분히 쉬게 하면, 대부분 2~3개월 이내에 자연적으로 낫습니다. 하지만 일상생활에서 팔꿈치를 사용하지 않고 지내기란 쉽지 않죠. 그러므로 휴식과 함께 스트레칭을 병행하는 것이 매우 중요합니다. 여기서는 팔꿈치 주변의 근육을 이완하여 통증을 줄이고 회복을 돕는 스트레칭을 소개하겠습니다.

손목과 손가락이
저릿저릿 아파요

CASE 9

손목과 손가락 통증은 일단 시작되면 만성화되는 경우가 많습니다. 일상에서 자주 사용하는 부위이므로, 통증이 있더라도 충분히 쉬게 하기가 어렵기 때문입니다. 그래서 좀처럼 염증을 가라앉히기가 쉽지 않죠. 손목과 손가락에 통증이 생겼다면 적절한 휴식이 필수입니다. 그와 함께 적절한 재활 운동을 병행하면 염증을 빠르게 치료할 수 있습니다. 더 나아가, 향후 통증이 재발하는 것을 예방할 수도 있죠.

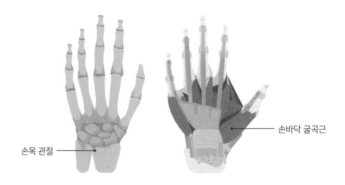

손바닥 굴곡근

손목 관절

손목 및 손가락 통증과 관련된 부위들

23_ 팔을 뻗어서 손목 돌려주기

손목과 손가락의 통증을 완화하거나 예방할 수 있는 동작입니다.

⏱ 스트레칭 10초 유지, 좌우 각각 3회 반복

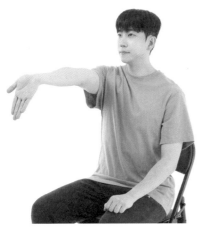

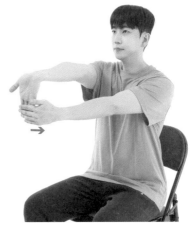

1 의자에 앉아서 배에 힘을 주고 척추를 곧게 폅니다. 오른팔을 쭉 뻗어서 오른 손바닥이 정면을 향하게 합니다. 오른 손목을 몸 안쪽으로 돌려서 손가락들이 바닥을 향하게 합니다.

2 오른손의 집게손가락부터 새끼손가락까지 네 손가락을 왼손으로 잡아서 몸 안쪽으로 당겨주세요.

3 오른 손목을 새끼손가락 방향으로 약간 회전시킵니다. 이 자세를 10초간 유지하다가 손에서 힘을 풀어주세요. 전체 동작을 3회 반복합니다. 반대쪽도 똑같이 해주세요.

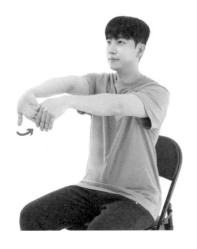

⚠
① 손목에 무리가 가지 않는 범위 내에서만 동작을 해주세요.
② 동작 시 팔꿈치를 구부리지 않도록 주의하세요.

24_ 엄지 말아쥐고 손목 내려주기

손목에서 엄지로 이어지는 힘줄을 감싸는 막을 '손목 건초'라고 합니다.
'손목 건초염'은 손목을 과도하게 사용하여 건초에 염증이 생기는 질환이죠.
여기서는 손목 건초염 같은 손목 통증을 완화하거나 예방하는 동작을 익힙니다.

⏱ 스트레칭 10초 유지, 3회 반복

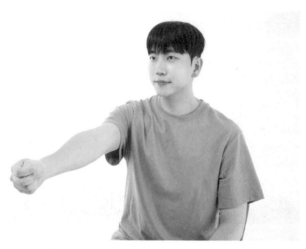

1 의자에 앉아서 배에 힘을 주고 척추를 곧게 폅니다. 오른손의 주먹을 쥡니다. 오른손 엄지를 주먹 안쪽으로 말아 쥐고, 천천히 팔꿈치를 펴세요.

① 손목 통증이 심하면 가능한 범위까지만 동작을 해주세요.

② 어느 쪽 손목이 아픈지에 따라 동작을 다르게 할 수도 있습니다. 왼쪽 손목이 아프다면, 왼손은 주먹을 쥐고 오른손으로 지탱하세요.

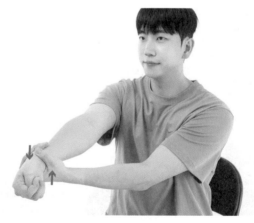

2 왼손으로 오른쪽 손목을 잡아서 지탱합니다. 오른쪽 손목을 바닥 쪽으로 살짝 누르면서 10초간 자세를 유지하세요. 손에서 잠시 힘을 풀었다가 전체 동작을 3회 반복합니다.

25_ 손을 바닥에 대고 손목 당겨주기

손목을 당겨주는 간단한 동작으로 손목의 통증을 완화하거나 예방할 수 있습니다.

🕐 스트레칭 10초 유지, 3회 반복

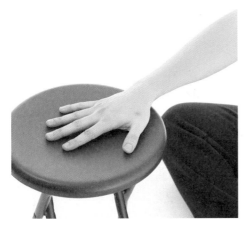 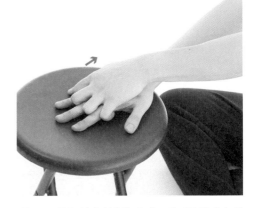

1 의자에 앉아서 배에 힘을 주고 척추를 곧게 폅니다. 오른쪽 손바닥을 바닥에 대고 손가락들을 길게 폅니다.

2 오른손 위에 왼손을 올리고 깍지를 낍니다. 왼손으로 오른손을 누르며 몸쪽으로 당겨주세요. 오른쪽 손목 관절이 늘어나는 느낌을 느끼며 10초간 자세를 유지합니다. 손에서 잠시 힘을 풀었다가 다시 당기기를 3회 반복합니다.

> ⚠️
> 어느 쪽 손목이 아픈지에 따라 동작을 다르게 할 수도 있습니다. 왼쪽 손목이 아프다면, 왼손을 바닥에 대고 오른손으로 당기세요.

손가락이 잘 안 펴져요

손가락이 잘 펴지거나 굽혀지지 않고 '딱' 소리가 나는 질환이 있습니다. 바로 '방아쇠 수지 증후군'인데요, 손가락(수지)에서 방아쇠를 당기는 듯한 소리가 난다고 해서 붙은 이름입니다. 손가락을 너무 많이 사용하면, 힘줄에 염증이 생기고 관절 조직들이 마찰을 일으킵니다. 이 마찰로 인해 손가락이 갑자기 펴지거나 굽혀지면서 '딱' 소리가 나죠.

　방아쇠 수지 증후군을 치료하기 위해서는 손가락 관절 주변의 긴장 상태를 풀어줘야 합니다. 손가락 관절을 세심하게 스트레칭하면 마찰을 줄이고 증상을 완화할 수 있죠. 규칙적인 스트레칭으로 손가락 힘줄의 유연성을 높이고, 관절 조직들의 마찰을 줄이는 것이 핵심입니다.

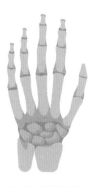

손가락 관절

26 _ 손가락을 뒤로 당겨주기

손가락을 하나씩 스트레칭하면서 손가락 통증을 완화하거나 예방하는 동작을 배웁니다.

🕐 스트레칭 10초 유지, 좌우 차례로 실시

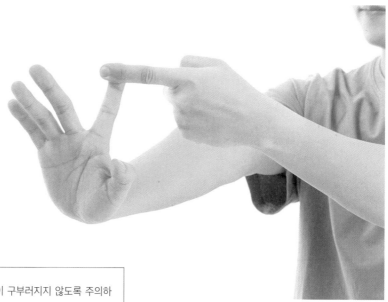

⚠️

① 동작 시 손가락들이 구부러지지 않도록 주의하세요.

② 어느 쪽 손가락이 아픈지에 따라 동작을 다르게 할 수도 있습니다. 왼쪽 손가락이 아프다면, 왼쪽 손가락들을 펼치고 오른손의 검지로 당기세요.

1 오른쪽 손가락들을 쫙 펼칩니다. 오른쪽 손바닥을 정면으로 향하면서 오른팔을 앞으로 뻗습니다.

2 왼손의 검지로 오른쪽 손가락들을 하나하나 10초씩 당깁니다.

27_ 손가락들 사이를 벌려주기

손가락들 사이를 벌려주면서 손가락 통증을 완화하거나 예방하는 동작을 배웁니다.

🕐 스트레칭 10초 유지, 좌우 차례로 실시

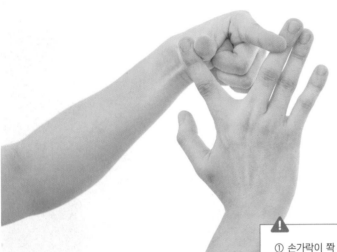

1 왼손의 엄지와 검지로 오른쪽 손가락들 사이
를 벌립니다. 이때, 왼손의 엄지와 검지는 오
른쪽 손가락들의 첫 번째 마디에 위치합니다.

2 오른손의 마디들을 차례로 이동하면서 스트레
칭 동작을 10초씩 유지합니다.

⚠️

① 손가락이 쫙 펴진 상태인지 스트레칭 중 틈틈이
확인하세요.

② 어느 쪽 손가락이 아픈지에 따라 동작을 다르게
할 수도 있습니다. 왼쪽 손가락이 아프다면, 오른손
의 엄지와 검지로 왼쪽 손가락들 사이를 벌려주세요.

손이 저린데
왜 팔을 치료하나요?

CASE 11

목 디스크, 손목 터널 증후군, 말초신경 병증 등 손 저림증의 다양한 원인을 앞에서 살펴봤는데요, 문제의 원인이 손에만 한정되지 않는다는 사실을 알 수 있었습니다. 그래서 이제부터는 손 저림증을 치료하기 위해 팔을 스트레칭하려고 합니다. 팔에 퍼져 있는 '팔신경얼기'를 풀어주는 세 가지 스트레칭을 연습해보겠습니다.

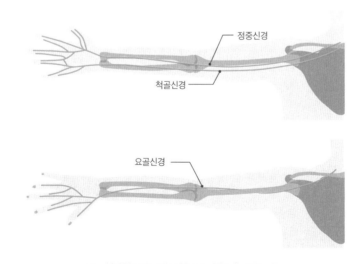

팔신경얼기와 관련된 세 가지 신경

28 _ 팔 뻗어서 손목 젖혀주기

'정중신경'은 팔의 말초신경 중 하나로, 손과 손목의 운동 기능을 담당합니다.
팔신경얼기의 일부 가닥이 정중신경을 형성하죠.
지금부터는 정중신경을 자극하여 손 저림증과 손목 통증을 완화하거나 예방하는 동작을 소개합니다.

⏱ 스트레칭 10초 유지, 3회 반복

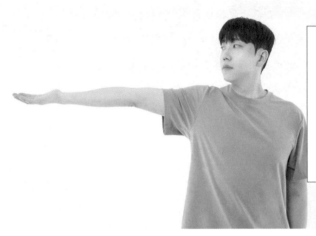

⚠
① 동작 시 왼쪽 어깨가 따라서 올라오지 않도록, 왼팔을 몸에 착 붙여주세요.

② 어느 쪽 손이 아픈지에 따라 동작을 다르게 할 수도 있습니다. 왼손이 아프다면, 왼팔을 뻗어서 스트레칭하세요.

1 배에 힘을 주고 척추를 곧게 폅니다. 오른팔을 몸 바깥쪽으로 뻗고, 손바닥이 하늘을 향하게 합니다.

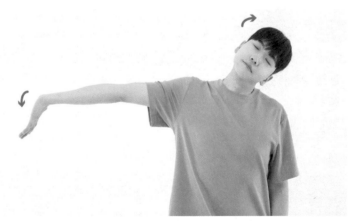

2 오른쪽 손목을 몸 안쪽으로 천천히 젖혀주세요. 고개는 왼쪽으로 부드럽게 구부립니다. 정중신경에 가해지는 자극을 느끼면서 10초간 자세를 유지합니다. 몸에서 잠시 힘을 풀었다가 전체 동작을 3회 반복합니다.

29_ 엄지 말아쥐고 손목 구부리기

'요골신경'은 팔신경얼기의 뒷다발에서 뻗어 나온 신경입니다.
팔베개를 하고 잤다가 팔에 통증이 생겼다면, 요골신경에 문제가 생겼을 가능성이 크죠.
지금부터는 요골신경을 자극하여 손 저림증과 손목 통증을 완화하거나 예방하는 동작을 소개합니다.

🕐 스트레칭 10초 유지, 3회 반복

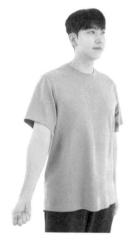

1 배에 힘을 주고 척추를 곧게 폅니다. 오른손은 주먹을 쥐고, 엄지를 주먹 안쪽으로 말아 쥡니다.

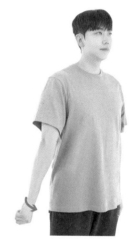

2 오른쪽 손목을 몸 안쪽으로 틀어주고 구부리세요.

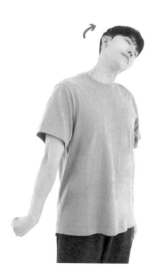

3 오른팔이 몸에서 30도 정도 떨어졌는지 확인하고, 고개를 왼쪽으로 구부립니다. 요골신경에 가해지는 자극을 느끼면서 10초간 자세를 유지합니다. 몸에서 잠시 힘을 풀었다가 전체 동작을 3회 반복합니다.

> ⚠️
> ① 동작 시 왼쪽 어깨가 따라서 올라오지 않도록, 왼팔을 몸에 착 붙여주세요.
> ② 어느 쪽 손이 아픈지에 따라 동작을 다르게 할 수도 있습니다. 왼손이 아프다면, 왼손은 주먹을 쥐고 고개는 오른쪽으로 구부리세요.

30_ 팔 뻗고서 배트맨 손동작 만들기

'척골신경'은 팔신경얼기의 안쪽 다발에서 뻗어 나온 신경으로, 팔꿈치 안쪽에 자리합니다.
척골신경은 팔꿈치 터널 증후군의 원인이 되는 부위이기도 하죠.
지금부터는 척골신경을 자극하여 손 저림증과 손목 통증을 완화하거나 예방하는 동작을 소개합니다.

⏱ 스트레칭 10초 유지, 3회 반복

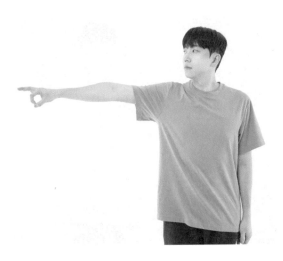

1 배에 힘을 주고 척추를 곧게 폅니다.
오른팔을 몸 바깥쪽으로 쭉 뻗습니다.
오른손의 엄지와 검지로 O자 모양을
만드세요.

> ⚠
>
> ① '배트맨 손동작'을 떠올리면 동작을 좀
> 더 쉽게 만들 수 있을 거예요.
>
> ② 왼쪽 어깨가 따라서 올라오지 않도록,
> 왼팔을 몸에 착 붙여주세요.
>
> ③ 어느 쪽 손이 아픈지에 따라 동작을 다
> 르게 할 수도 있습니다. 왼손이 아프다면,
> 왼팔을 몸 바깥쪽으로 쭉 뻗고 동작을 해
> 주세요.

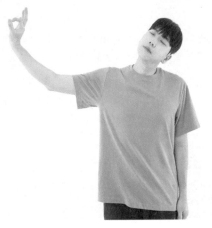

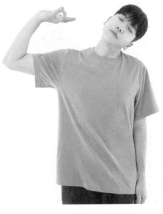

2 오른손을 최대한 위쪽으로 올리면서 손목을
젖혀주세요. 이때, 오른쪽 어깨는 계속 수평을
유지하도록 합니다.

3 척골신경에 가해지는 자극을 느끼면서 10초
간 자세를 유지합니다. 몸에서 잠시 힘을 풀었
다가 전체 동작을 3회 반복합니다.

팔꿈치가 아프면 손목도 확인하라!

PLUS

팔꿈치 통증은 생활 습관이 원인인 경우가 많습니다. 팔꿈치 관절뿐만 아니라 손목을 함께 혹사할 때 팔꿈치 통증이 생길 가능성이 더 크죠. 테니스와 골프는 팔꿈치와 손목을 함께 사용하는 동작이 많으므로, 상대적으로 팔꿈치 통증을 유발하기도 쉬운 편입니다. 그래서인지 몇몇 팔꿈치 통증의 명칭이 이 스포츠들에서 유래했습니다.

팔꿈치 바깥쪽(외측)에서 통증이 느껴지는 '외측 상과염'은 흔히 '테니스 엘보'라고 불립니다. 테니스의 백핸드 동작을 자주 반복하면 생기는 통증이라서 이런 이름이 붙었죠. 팔꿈치 안쪽(내측)에서 통증이 느껴지는 '내측 상과염'은 '골프 엘보'라고 불립니다. 골프를 빈번하게 치는 사람들에게서 자주 보이는 증상이죠.

외측 상과염은 손목을 손등 쪽으로 젖히는 동작을 반복할 때 발생합니다. 반대로, 손목을 구부리는 동작을 반복하면 내측 상과염이 발생할 가능성이 커지죠. 그러므로 팔꿈치에서 통증이 느껴진다면 손목까지 함께 확인하는 편이 좋습니다. 지금부터 팔꿈치와 손목을 동시에 자극하여 효과적으로 관리하는 스트레칭을 알려드릴게요!

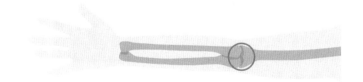

팔꿈치 관절

31_ 팔꿈치 지압하면서 손목 움직이기 1

팔꿈치 안쪽을 자극하여 내측 상과염으로 인한 통증을
완화하거나 예방할 수 있는 동작입니다.

⏱ 스트레칭 10초 유지, 3회 반복

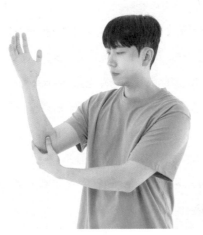

> ⚠
>
> ① 동작 시 자극이 심하다면 지압 강도를 낮추세요.
>
> ② 어느 쪽 팔꿈치가 아픈지에 따라 동작을 다르게 할 수도 있습니다. 왼쪽 팔꿈치가 아프다면, 왼쪽 팔꿈치 안쪽을 오른손 엄지손가락으로 지압해 주세요.

1 오른쪽 팔꿈치 안쪽의 통증 부위를 왼손 엄지손가락으로 지압해 주세요.

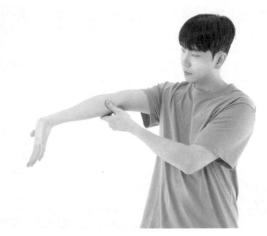

2 손바닥이 정면을 향하도록 오른쪽 손목을 천천히 틉니다. 오른손을 새끼손가락 방향으로 회전시키면서 팔꿈치를 펴주세요. 10초간 이 자세를 유지합니다. 몸에서 잠시 힘을 풀었다가 전체 동작을 3회 반복합니다.

32_ 팔꿈치 지압하면서 손목 움직이기 2

팔꿈치 바깥쪽을 자극하여 외측 상과염으로 인한 통증을
완화하거나 예방할 수 있는 동작입니다.

⏱ 스트레칭 10초 유지, 3회 반복

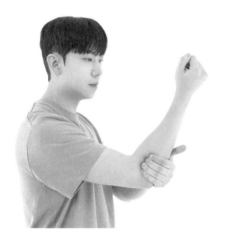

⚠

① 동작 시 자극이 심하다면 지압 강
도를 낮추세요.

② 어느 쪽 팔꿈치가 아픈지에 따라
동작을 다르게 할 수도 있습니다. 왼
쪽 팔꿈치가 아프다면, 왼쪽 팔꿈치
바깥쪽을 오른손으로 감싸고 지압해
주세요.

1 의자에 앉아서 배에 힘을 주고 척추를 곧게 폅니다. 오른쪽 팔꿈치 바깥쪽
의 통증 부위를 왼손으로 감싸고 지압해 주세요.

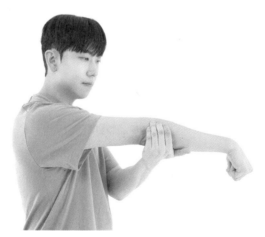

2 오른쪽 손목을 천천히 아래로 굽힙니다. 오른손을 새끼손가락 방향으로 회
전시키면서 팔꿈치를 펴주세요. 10초간 이 자세를 유지합니다. 몸에서 잠
시 힘을 풀었다가 전체 동작을 3회 반복합니다.

4장 # 허리&골반 스트레칭

● 다리를 꼬고 앉으면 왜 더 편할까?

지하철을 타면, 다리를 가지런히 모으고 앉은 사람들이 생각보다 적어서 놀라곤 합니다. 다리를 꼬고 있거나, 한쪽 다리를 떨고 있거나, 심지어 양다리를 넓게 벌리고 앉은 사람들을 심심치 않게 보죠. 이 자세들이 신체에 좋지 않다는 사실은 대부분 알고 있을 겁니다. 그런데도 우리는 왜 이 자세들을 반복할까요?

올바른 자세를 신경 쓰는 분이라면, 흐트러진 자세로 있다가도 문득 정신을 차리고 자세를 바로 고치곤 할 겁니다. 배에 힘을 주고 척추를 곧게 편 채 바르게 앉으려고 노력하죠. 하지만 금세 다리를 꼬거나 양다리를 넓게 벌리는 자세로 돌아갑니다. 이런 자세들이 더 편하기 때문이죠. 올바른 자세가 더 불편하게 느껴지는 이유는 '근육 사용'과 관련이 있습니다.

올바른 자세로 앉아 있으려면, 많은 근육이 수축 상태를 유지하며 힘을 써야 합니다. 반면에, 다리를 꼬거나 양다리를 넓게 벌리는 자세는 근육의 긴장도가 낮은 편입니다. 골반과 척추 같은 신체 구조물에 무게를 의지할 수 있기 때문이죠. 에너지 소비가 적기 때문에 우리 몸은 피로를 덜 느낍니다. 그러다 보니 무의식적으로 이 자세들을 습관처럼 반복하곤 하는데요, 뇌가 이를 '편안한 자세'로 인식하는 순간 문제가 생깁니다. 골반이 틀어지거나 척추가 옆으로 휘어지는 '척추측만증' 같은 신체 변형이 일어날 수 있죠.

에너지를 절약하려는 몸의 본능은 잘못된 자세들을 무의식적으로 찾습니다. 그러므로 이를 나쁜 습관으로 인식하고 올바른 자세를 유지하려고 의식적으로 노력해야 합니다. 이런 노력이 쌓여서 만성 통증과 신체 불균형을 예방할 수 있습니다.

• 다들 입을 모아 '코어 근육'이 중요하다고 하는 이유

허리와 골반에 통증이 생겨서 병원을 찾는다면, 의사 대부분은 '코어 운동'의 중요성을 강조할 거예요. '코어 근육'은 우리 몸이 중력을 견디며 균형을 유지하는 데 핵심 역할을 하는 근육입니다. 마치 건물을 떠받치는 대들보와도 비슷하죠. 대들보가 약해지면 작은 충격에도 건물이 무너질 수 있듯이, 코어 근육이 약해지면 몸의 균형과 안정이 쉽게 깨집니다. 코어 근육은 척추를 안정적으로 지탱하여 올바른 자세를 유지하도록 돕는 매우 중요한 근육으로 다음 그림과 같이 네 가지 근육을 통칭합니다.

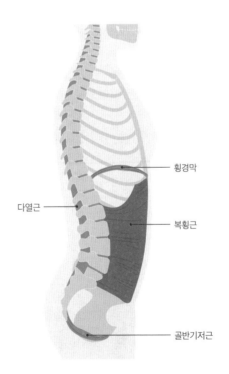

다열근   횡경막

복횡근

골반기저근

　허리와 골반에 통증이 있을 때는 해당 부위의 스트레칭뿐만 아니라 코어 운동을 병행하는 것이 좋습니다. 이때 코어 운동은 체중을 지지할 수 있는 강도로 천천히 진행하세요. 척추를 과도하게 굽히거나 젖히기보다는 중립을 유지하고, 몸통을 고정한 상태에서 팔과 다리를 사용하는 운동이 효과적입니다.

오래 앉기가
힘들어요

-------------------------------- CASE 12 --------------------------------

지금 어떤 자세로 앉아 있나요? 처음에는 올바른 자세로 앉더라도, 시간이 지나면서 허리가 점점 뒤로 말리고 골반이 뒤로 기울어진 '후방경사' 상태가 되기 쉽습니다. 후 방경사 상태에서는 몸통 앞부분의 근육과 허벅지 뒤쪽의 햄스트링이 짧아집니다. 허 리 부근의 근육으로, 자세 조절에 관여하는 '요방형근'도 함께 경직되고요. 평소에 햄 스트링과 요방형근을 잘 스트레칭해 두면, 오랫동안 앉아 있어도 허리 통증을 느끼지 않을 수 있답니다.

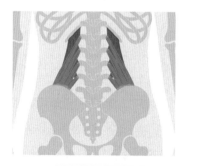
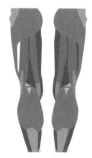

요방형근과 햄스트링

33 _ 앉아서 한쪽 다리 펴고 상체 숙이기

한자리에 오래 앉아 있으면 햄스트링이 긴장하기 쉽습니다.
평소에 햄스트링을 꾸준히 자극하면, 허리와 골반의 통증을 줄이거나 예방할 수 있어요.

⏱ 스트레칭 10초 유지, 좌우 각각 3회 반복

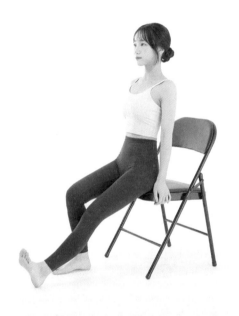
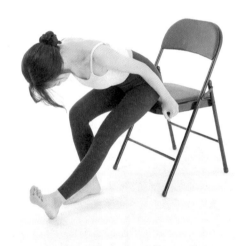

1 의자 앞쪽에 걸터앉아서 배에 힘을 주고 척추를 곧게 폅니다. 왼쪽 다리를 뻗어서 뒤꿈치가 바닥에 닿도록 합니다.

2 상체를 숙이면서 허벅지 뒤쪽이 당겨지는 자극을 느낍니다. 허리는 부담되지 않는 정도까지만 펴주세요. 이 자세를 10초간 유지하다가 천천히 준비 자세로 돌아옵니다. 전체 동작을 3회 반복합니다. 반대쪽도 똑같이 해주세요.

① 2번 동작에서 허리가 뒤로 구부려지지 않게끔 복부에 힘을 주고 중립을 유지하세요.

② 발목을 발등 쪽으로 당겨주면 종아리까지 함께 스트레칭할 수 있습니다.

34_ 한쪽 팔 들고 대각선으로 상체 기울이기

척추를 지탱하는 '요방형근'을 스트레칭하여 허리와 골반의 통증을 줄이거나 예방합니다.

⏱ 스트레칭 10초 유지, 좌우 각각 3회 반복

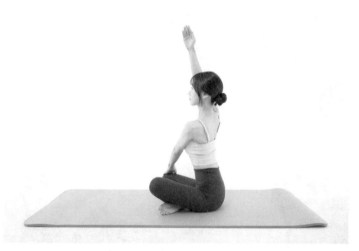

1 양반다리 자세로 앉습니다. 왼손은 오른쪽 무릎을 살짝 잡고, 오른팔은 위로 쭉 들어주세요.

 ① 동작 시 등과 허리가 뒤로 볼록하게 구부려지지 않도록 주의하세요.
② 고개도 같이 대각선 방향으로 살짝 숙여주면 스트레칭 효과가 더 높아집니다.

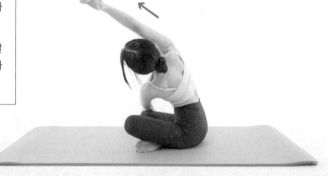

2 오른팔을 왼쪽 대각선 방향으로 뻗으세요. 이 자세를 10초간 유지하다가 천천히 준비 자세로 돌아옵니다. 전체 3회 반복합니다. 반대쪽도 똑같이 해주세요.

고관절에서 '뚝뚝' 소리가 나요

CASE 13

걸을 때 골반 부근에서 '뚝뚝' 소리가 나는 경우가 있습니다. 허리와 다리를 연결하는 관절인 '고관절'에서 나는 소리인데요, 이 증상을 '발음성 고관절'이라고 부릅니다. 발음성 고관절은 고관절 주변의 조직들(장요근, 장경인대, 내전근)이 경직되거나 안정성을 잃으면서 발생합니다. 조직들 사이에서 마찰이 일어나면서 뚝뚝 소리가 나고 통증이 나타나죠. 발음성 고관절에 효과적인 스트레칭을 지금부터 알려드릴게요!

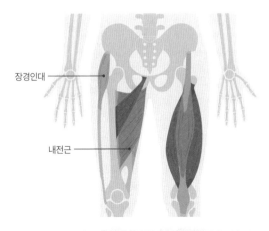

장경인대

내전근

고관절 주변의 조직들

35_ 한쪽 무릎 꿇고 골반 앞으로 밀어주기

'장요근'은 척추와 골반을 하체와 이어주는 근육입니다.
장요근을 스트레칭하여 고관절의 통증과 충돌을 완화하거나 예방할 수 있습니다.

⏱ 스트레칭 10초 유지 좌우 각각 3회 반복

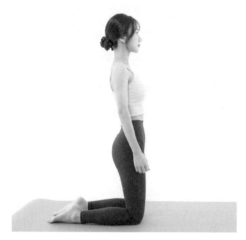 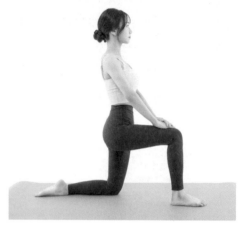

1 양다리를 모아서 무릎을 꿇습니다. 무릎을 펴고 일어나서 배에 힘을 주어 척추를 곧게 펍니다.

2 왼쪽 무릎은 그대로 바닥에 두고, 오른쪽 다리는 앞으로 보냅니다.

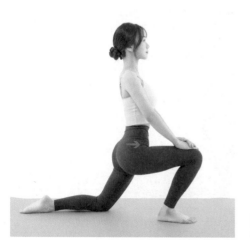

3 양손으로 오른쪽 다리를 살짝 잡고, 골반을 앞으로 밀어주세요. 왼쪽 이 자세를 10초간 유지합니다.

4 준비 자세로 돌아왔다가 1~3번 동작을 3회 반복합니다. 반대쪽도 똑같이 해주세요.

> ⚠
> ① 허리를 과하게 젖히거나 상체를 앞으로 굽히지 않도록 주의하세요.
> ② 무릎이 아프다면, 수건이나 쿠션을 무릎 아래에 두고 동작을 하세요.

96

36_ 양다리 교차하고 옆으로 상체 기울이기

'장경인대'는 골반에서 경골(정강이뼈)까지 이어지는 두꺼운 인대입니다.
장경인대를 스트레칭하여 고관절의 통증과 충돌을 완화하거나 예방할 수 있습니다.

🕐 스트레칭 10초 유지, 좌우 각각 3회 반복

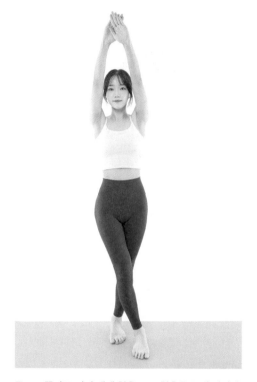

 무리하게 상체를 기울이면 중심을 잃고 넘어질 수 있으니 조심하세요.

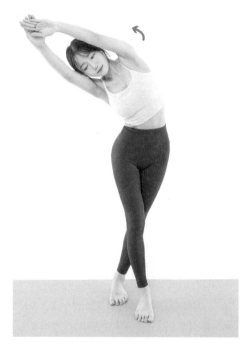

1 똑바로 서서 배에 힘을 주고 척추를 곧게 폅니다.

2 왼쪽 다리를 오른쪽 다리의 대각선 뒤로 보내 교차합니다. 양손은 손바닥이 정면을 향하도록 포개주세요.

3 상체를 오른쪽으로 기울입니다. 왼쪽 옆구리와 고관절에 자극이 느껴지는지 확인하면서 이 자세를 10초간 유지합니다.

4 준비 자세로 돌아왔다가 1~3번 동작을 3회 반복합니다. 반대쪽도 똑같이 해주세요.

37_ 한쪽 다리 뻗고서 골반 뒤로 보내기

'내전근'은 허벅지 안쪽에 자리한 근육으로, 하체의 안정성을 높이는 역할을 합니다.
내전근을 스트레칭하여 고관절의 통증과 충돌을 완화하거나 예방할 수 있습니다.

🕐 스트레칭 10초 유지, 좌우 각각 3회 반복

> ⚠ 동작 시 허리가 구부러지지 않
> 게끔 주의하세요.

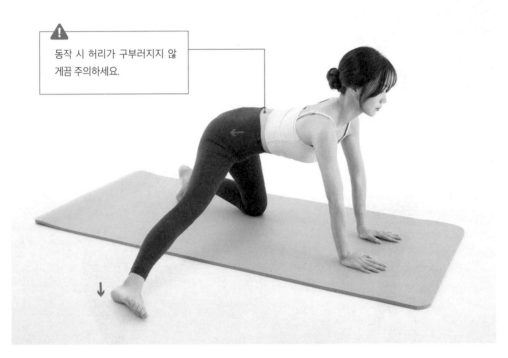

1 양손은 어깨 관절 아래에 두고, 양 무릎은 골반 너비만큼 벌려서 '네발
기기 자세'를 만듭니다.

2 오른쪽 다리를 몸 바깥쪽으로 뻗습니다. 오른쪽 발바닥 측면으로 바닥
을 살짝 누르면서 몸을 단단하게 고정하세요.

3 골반을 약간 뒤로 보낸 뒤, 오른쪽 허벅지 안쪽이 스트레칭되는지 확
인하면서 이 자세를 10초간 유지합니다.

4 준비 자세로 돌아왔다가 1~3번 동작을 3회 반복합니다. 반대쪽도 똑
같이 해주세요.

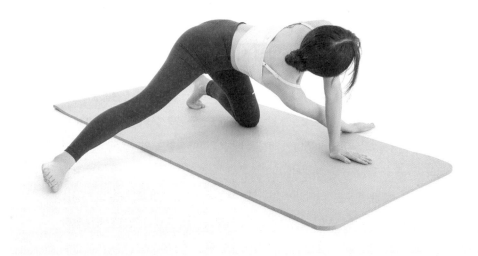

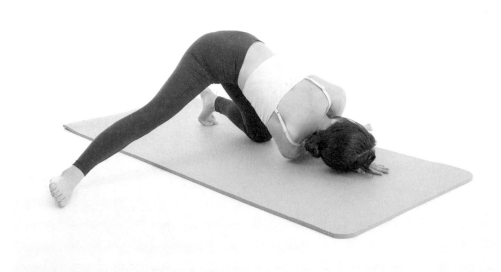

➕ 3번 동작 뒤, 오른팔을 왼팔과 허벅지 사이에 넣는 심화 동작도 있습니다.
그러고서 몸통을 회전하면 더 효과적으로 스트레칭할 수 있어요.

한쪽 골반이 틀어졌어요

CASE 14

환자분들이 많이 하시는 질문중 하나가 "골반이 비대칭이래요. 큰일난 건가요?"입니다. 아무 증상이 없거나, 살아가는 데 불편함이 없다면 문제되지 않습니다. 우리가 재활 교정 운동을 하는 이유는, 완벽한 대칭을 위함이 아닌 통증의 원인을 줄이고 우리 몸의 기능을 더 향상시키기 위해서입니다.

또 많이 하시는 질문은 "비대칭인 쪽만 운동해주면 될까요?"입니다. 골반의 대칭을 다시 맞추기 위해서는 대칭이 어긋난 쪽만이 아니라 양쪽을 균형 있게 단련하는 편이 좋습니다. 한쪽만 단련하다 보면, 반대쪽의 기능이 떨어져서 비대칭의 악순환이 반복될 수 있습니다. 양쪽 고관절을 동시에 스트레칭하면서 골반 주변의 엉덩이 근육과 허리 근육을 함께 강화하면 골반 비대칭 개선에 효과적입니다.

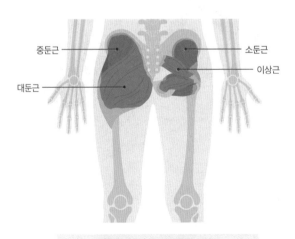

골반 비대칭과 관련된 부위

38_ 앉아서 무릎 구부리고 고관절 회전하기

고관절을 안쪽과 바깥쪽으로 골고루 회전하면서
고관절의 가동 범위를 넓히고 골반을 교정합니다.

⏱ 스트레칭 좌우 번갈아 가며 10회씩 3세트 반복

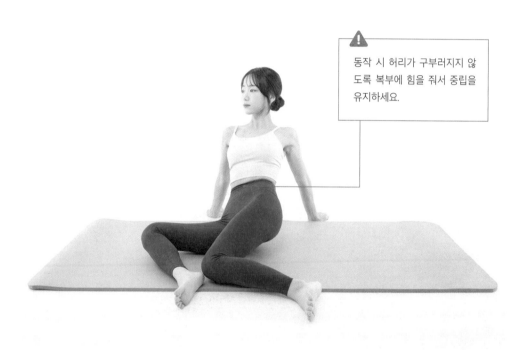

> ⚠ 동작 시 허리가 구부러지지 않도록 복부에 힘을 줘서 중립을 유지하세요.

1 양다리를 골반 너비만큼 벌리고 바닥에 앉습니다. 배에 힘을 주고 척추를 곧게 펴주세요.

2 사진처럼 양 무릎을 오른쪽으로 구부립니다. 오른쪽 무릎은 바깥쪽이, 왼쪽 무릎은 안쪽이 바닥에 닿게 해주세요. 양손은 몸통 뒤의 바닥을 짚어서 몸이 기울지 않게끔 지탱합니다.

3 그러고 나서 이번에는 양 무릎을 왼쪽으로 구부립니다. 왼쪽 무릎은 바깥쪽이, 오른쪽 무릎은 안쪽이 바닥에 닿게 해주세요.

4 1~3번 동작을 10회 실시하면 1세트입니다. 총 3세트를 해주세요.

39_ 벽에 4자 다리 올리고 무릎 누르기

고관절의 가동 범위를 넓히고 골반을 교정합니다.

⏱ 스트레칭 좌우 10회씩 3세트 반복

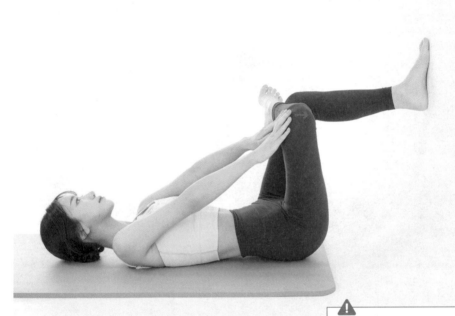

1 바닥에 누워서 양다리를 들고 발바닥을 벽에 붙입니다.

⚠ 고관절이 뻣뻣해서 한 손으로 밀기 힘들 수도 있습니다. 이 경우에는 양손으로 무릎을 밀어주세요.

2 오른쪽 다리를 왼쪽 무릎 위에 살짝 올립니다.

3 오른손으로 오른쪽 무릎을 앞으로 쭉 밀어주세요.

4 오른쪽 무릎을 밀다가 힘을 풀기를 3초씩 10회 반복합니다. 반대쪽도 똑같이 하면 1세트 완성입니다. 총 3세트를 해주세요.

40_ 골반 들어 올리고 한 다리로 버티기

이번에는 엉덩이 근육과 허리 근육의 안정성을 높이는 동작을 익힙니다.
골반 통증을 완화하거나 예방할 수 있고, 골반 비대칭 교정에도 효과가 있는 동작입니다.

⏱ 스트레칭 10초 유지, 좌우 각각 3번 반복

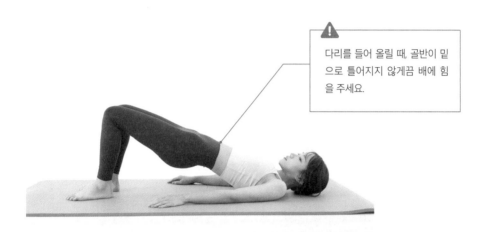

> ⚠ 다리를 들어 올릴 때, 골반이 밑으로 틀어지지 않게끔 배에 힘을 주세요.

1 바닥에 등을 대고 누워서 양 무릎을 세웁니다. 배에 힘을 주고 골반을 천천히 들어 올리세요.

> ⚠ 손바닥으로 바닥을 살짝 누르면, 몸통의 안정성이 올라가면서 더 효과적으로 스트레칭할 수 있어요.

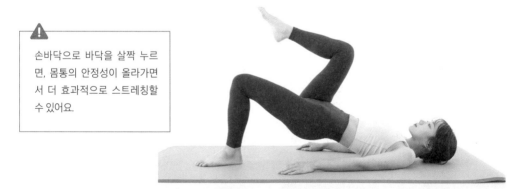

2 오른쪽 무릎을 90도 접어서 들어 올리고 10초간 자세를 유지합니다. 준비 자세로 돌아왔다가 반대쪽도 똑같이 하면 1세트 완성입니다. 총 3세트를 해주세요.

휜 다리 때문에
걸음걸이가 이상해요

CASE 15

정면으로 봤을 때 이상적인 다리 모양은 고관절부터 무릎 중앙 발목 중앙까지 거의 일직선상에 놓인 상태입니다. 다리의 변형은 단순히 미용상의 문제를 넘어 관절 건강과 신체 균형, 즉 걸음걸이에도 중요한 영향을 미칩니다.

휜 다리를 나누는 기준은 다양하지만, 대표적으로 'O 다리'와 'X 다리'가 있습니다. O 다리(내반슬 변형)는 무릎이 벌어지고 발목이 붙는 형태로, 넙다리뼈와 정강이뼈가 바깥으로 휘어진 상태입니다. X 다리(외반슬 변형)는 무릎이 붙고 발목이 벌어지는 형태로, 정강이뼈가 바깥쪽으로 휘어 다리가 X자 모양을 이룹니다.

휜 다리는 나쁜 자세, 습관, 외상, 질환, 등 후천적으로 생기는 경우가 많습니다. 다리 모양은 계속 변할 수 있기 때문입니다. 이런 자세들은 골반뿐만 아니라 고관절, 무릎, 발목에까지 영향을 미칠 수 있습니다. 여기서는 다리와 연결된 고관절, 그리고 골반 주변의 근육을 스트레칭하는 법과 교정에도 도움이 되는 동작을 배워봅시다.

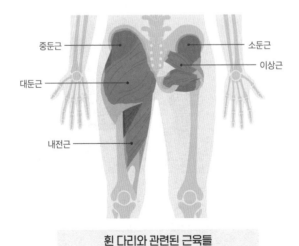

중둔근
소둔근
이상근
대둔근
내전근

휜 다리와 관련된 근육들

41_ 옆으로 누워서 다리 올렸다가 내리기

내전근을 강화해 휜 다리를 교정하거나 예방할 수 있는 동작입니다.

⏱ 스트레칭 좌우 10회씩 3세트 반복

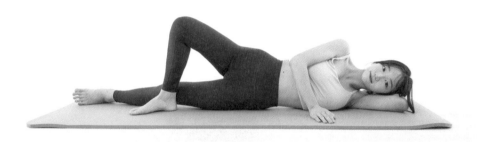

1 왼팔로 머리를 받치고 상체를 왼쪽으로 돌려 눕습니다. 양다리를 곧게 펴고, 오른손으로 바닥을 살짝 누릅니다. 그러고 나서 오른쪽 다리는 왼쪽 무릎 앞으로 보내주세요.

⚠ 다리를 들어 올릴 때, 발목이 꺾이지 않게끔 주의하세요. 발목이 꺾이면 내전근에 힘이 제대로 들어가지 않을 수 있습니다.

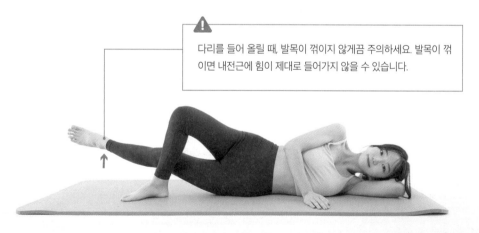

2 배에 힘을 주고 왼쪽 다리를 들어 올립니다. 자세가 무너지지 않는 범위까지만 다리를 올렸다가 내리세요.

3 다리를 올렸다가 내리기를 10회 반복하면 1세트 완성입니다. 총 3세트를 반복한 뒤, 반대쪽도 똑같이 해주세요.

42_ 네 발 기기 자세에서 다리를 옆과 뒤로 뻗기

엉덩이 근육(중둔근, 대둔근)의 안정성을 개선하여
휜 다리를 교정하거나 예방할 수 있는 동작입니다.

⏱ 스트레칭 좌우 각각 10~15회

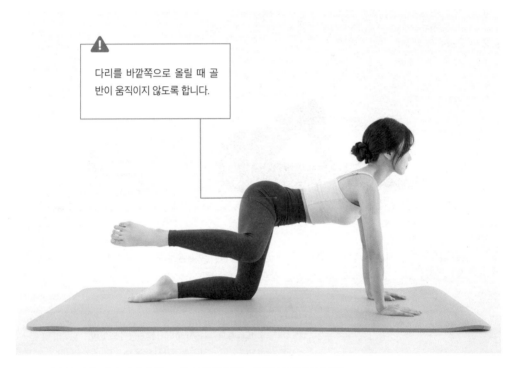

> ⚠ 다리를 바깥쪽으로 올릴 때 골반이 움직이지 않도록 합니다.

1 양손은 어깨 관절 아래에 두고, 양 무릎은 골반 너비만큼 벌려서 '네발 기기 자세'를 만듭니다. 골반은 바닥과 평행하게 유지합니다.

2 배에 힘을 주고 오른쪽 다리를 바깥쪽으로 올리세요. 다리를 올렸다 가 내리기를 10~15회 반복한 뒤, 다리를 바꿔서 반대쪽도 똑같이 해 주세요.

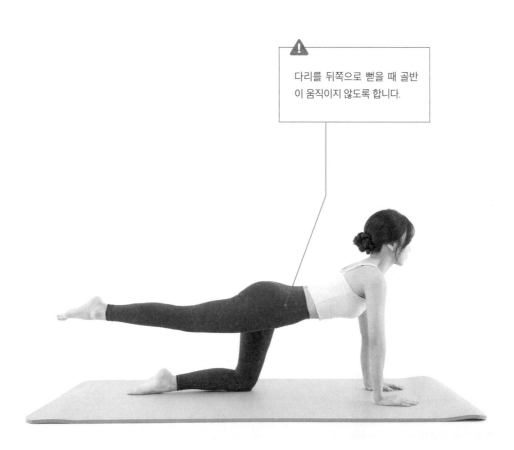

다리를 뒤쪽으로 뻗을 때 골반
이 움직이지 않도록 합니다.

3 네발 기기 자세로 돌아와서 골반을 바닥과 평행하게 유지합니다.

4 배에 힘을 주고 오른쪽 다리를 뒤쪽으로 쭉 뻗으세요. 이때, 다리는 골
반 높이까지 올려줍니다. 다리를 올렸다가 내리기를 10~15회 반복한
뒤, 다리를 바꿔서 반대쪽도 똑같이 해주세요.

43_ 한 다리로 서서 무릎으로 벽 밀기

한 다리로 균형을 유지하는 연습을 하면서 엉덩이 근육의 안정성을 높입니다.
휜 다리를 교정하거나 예방하는 데도 도움이 되는 동작입니다.

⏱ 스트레칭 10초 유지, 좌우 각각 3세트 반복

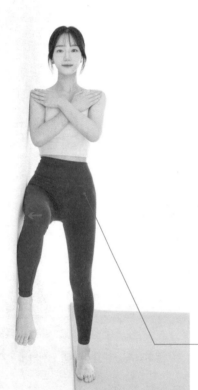

1 오른쪽에 벽을 두고 섭니다. 오른쪽 다리를 90도로 접어서 벽에 붙이세요.

2 배에 힘을 주고 오른쪽 무릎으로 벽을 천천히 밀면서 균형을 유지합니다. 이 자세를 10초간 유지하다가 준비 자세로 돌아오면 1세트 완성입니다.

3 총 3세트를 반복한 뒤, 다리를 바꿔서 반대쪽도 똑같이 해주세요.

⚠ 벽을 밀 때, 골반이 틀어지지 않게끔 주의하세요. 체중을 지탱하는 다리의 무릎은 몸 안쪽으로 쏠리지 않도록 합니다.

허리가 찌릿찌릿 아파요

CASE 16

'허리 디스크'는 허리에 지속적인 스트레스가 가해지면서 추간판이 신경관을 자극하여 생기는 질환입니다. 허리 디스크에는 신경통이 따라오기 때문에 허리 디스크를 앓는 분들께는 척추를 최소한으로 움직이는 운동이 좋아요. 척추 중립을 유지한 상태에서 코어 운동을 하면, 허리 부상을 예방하면서 허리 디스크의 신경통을 다스릴 수 있습니다.

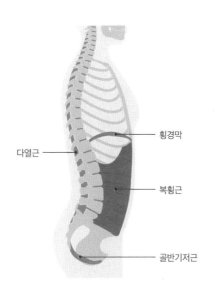

횡경막

다열근

복횡근

골반기저근

코어 근육을 이루는 네 가지 근육

44_ 네발 기기 자세에서 팔과 다리 뻗기

체간의 안정성을 개선하여 코어 근육을 활성화하고
허리의 통증을 완화하거나 예방합니다.

⏱ 스트레칭 10회씩 3세트 반복

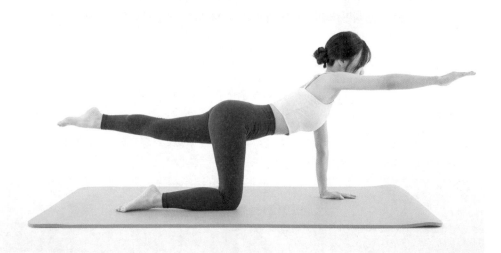

1 양손은 어깨 관절 아래에 두고, 양 무릎은 골반 너비
만큼 벌려서 '네발 기기 자세'를 만듭니다.

2 배에 힘을 주고 숨을 내뱉으면서 오른팔과 왼쪽 다
리를 바닥과 평행하도록 뻗습니다.

3 숨을 들이마시면서 준비 자세로 돌아옵니다. 1~2번
동작을 10회 반복하면 1세트 완성입니다. 총 3세트
를 해주세요.

⚠

① 동작 시 고개가 떨어지지 않도록 턱을
몸쪽으로 가볍게 당겨주세요.

② 골반이 돌아가지 않도록 골반 중립 상태
를 항상 신경 써주세요.

③ 허리에 두루마리 휴지 같은 물건을 올려
놓으면 자세 유지에 효과적입니다.

45_ 네발 기기 자세에서 무릎 들어 올리기

체간의 안정성을 개선하여 코어 근육을 활성화하고
허리의 통증을 완화하거나 예방합니다.

⏱ 스트레칭 10초 유지, 3회 반복

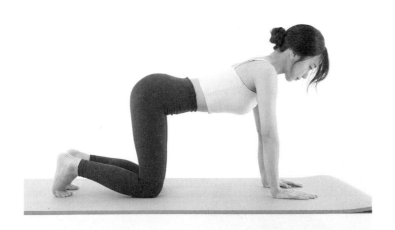

1 양손은 어깨 관절 아래에 두고, 양 무릎은 골반 너비만큼 벌려서 '네발 기
기 자세'를 만듭니다. 발가락은 세워주세요.

 ① 동작 시 머리가 앞으
로 떨어지거나 등, 허리가
휘지 않도록 유의하세요.

② 손목이 아프다면, 주
먹을 쥐고 동작을 하거나
푸쉬업 바의 도움을 받으
세요.

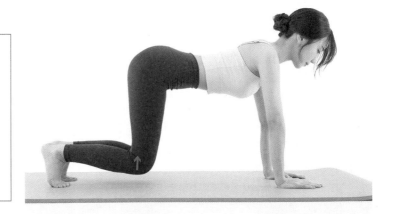

2 양 무릎을 1~2cm 들어 올리고 이 자세를 10초간 유지합니다. 준비 자세로
돌아갔다가 1~2번 동작을 3회 반복합니다.

46_ 옆으로 누워서 팔과 다리로 버티며 엉덩이 올리기

체간의 안정성을 개선하여 코어 근육을 활성화하고
허리의 통증을 완화하거나 예방합니다.

⏱ 스트레칭 10초 유지, 3회 반복

⚠️ ① 허리가 휘거나 골반이 돌아
가지 않도록 중립 상태를 항상
신경 써주세요.
② 동작 시 옆구리 아래에 힘이
제대로 들어가고 있는지 확인하
세요.

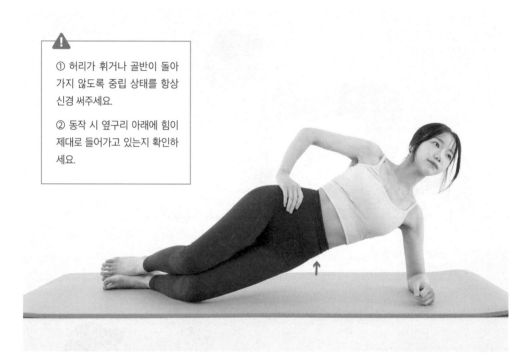

1 옆으로 누워서 팔꿈치를 어깨 관절 밑에 둡니다.

2 반대편 손은 골반 위에 두고 척추 중립을 유지합니다. 양 무릎은 90도
로 구부리세요.

3 팔과 다리에 힘을 주면서 골반을 천천히 들어 올리세요. 이 자세를 10초
간 유지합니다.

4 준비 자세로 돌아갔다가 1~3번 동작을 3회 반복합니다.

허리가 아프면,
그다음은 다리다!

PLUS

'좌골신경통'은 허리 디스크와 증상이 비슷합니다. 허리 통증, 다리 저림증 증상이 공통되죠. 의자에 앉을 때 바닥에 닿는 뼈가 바로 '좌골'인데요, 좌골이 오랫동안 압박을 받으면 주변 근육인 '이상근'이 경직됩니다. 이상근의 뒤로는 우리 몸에서 가장 굵은 신경인 '좌골신경'이 지나갑니다. 그래서 이상근이 경직되면 좌골신경을 압박하게 되죠. 그 결과, 허리 통증과 함께 다리 뒤쪽부터 발까지 저릿해지는 증상이 나타납니다. 좌골신경통을 '이상근 증후군'이라고도 하는 이유가 여기에 있습니다.

지금부터는 이상근의 경직을 풀어주는 스트레칭을 소개하겠습니다. 여기에 덧붙여서, 엉덩이 근육의 안정성을 개선하는 운동을 병행하면 허리 통증과 다리 저림증을 다스리는 데 매우 효과적이랍니다.

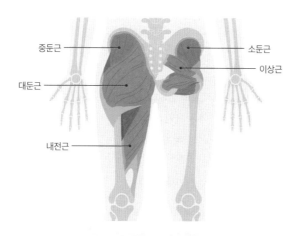

중둔근

소둔근

이상근

대둔근

내전근

좌골신경통과 관련된 근육들

47_ 누워서 4자 다리 만들고 허벅지 당기기

이상근의 경직을 풀어주는 스트레칭으로
허리 통증과 다리 저림증을 완화하거나 예방합니다.

⏱ 스트레칭 10초 유지, 좌우 각각 3회 반복

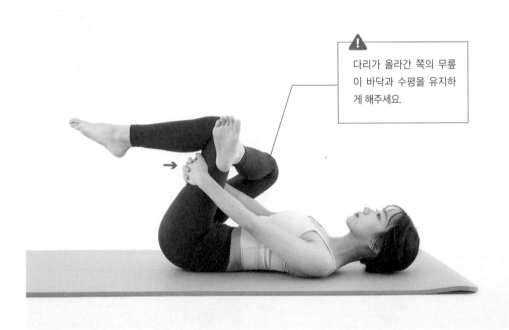

⚠ 다리가 올라간 쪽의 무릎
이 바닥과 수평을 유지하
게 해주세요.

1 천장을 보고 누워서 양다리를 세웁니다. 오른쪽 다리를 왼쪽 허벅지
위에 올려주세요.

2 왼쪽 허벅지 뒷부분을 양손으로 잡고 깍지를 낍니다. 허벅지를 몸쪽으
로 부드럽게 당기면서, 오른쪽 엉덩이에 자극이 느껴지는지 확인합니
다. 이 자세를 10초간 유지하다가 준비 자세로 돌아옵니다.

3 1~2번 동작을 3회 반복합니다. 반대쪽도 똑같이 해주세요.

48_ 엎드려서 한쪽 무릎 구부리고 상체 세우기

허리와 내전근의 경직을 풀어주는 스트레칭으로
허리 통증과 다리 저림증을 완화하거나 예방합니다.

⏱ 스트레칭 10초 유지, 좌우 각각 3회 반복

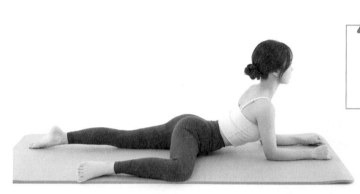

> ⚠ 상체를 세울 때, 고개를
> 젖히면 더 효과적으로 스
> 트레칭할 수 있습니다.

1 엎드린 상태에서 팔꿈치를 90도 구부려 상체를 천천히 일으켜주세요.

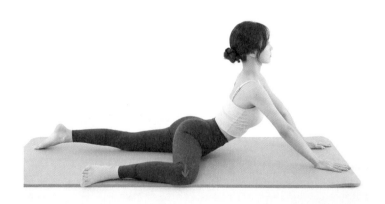

2 오른쪽 다리를 90도 구부려서 접고, 오른쪽 무릎으로 바닥을 살짝 누릅니
다. 이 자세를 10초간 유지하다가 준비 자세로 돌아옵니다. 전체 동작을
3회 반복합니다. 반대쪽도 똑같이 해주세요.

49_ 누워서 양다리 벌리고 엉덩이 들어 올리기

엉덩이 근육의 안정성을 개선하는 스트레칭으로
허리 통증과 다리 저림증을 완화하거나 예방합니다.

⏱ 스트레칭 10회씩 3세트 반복

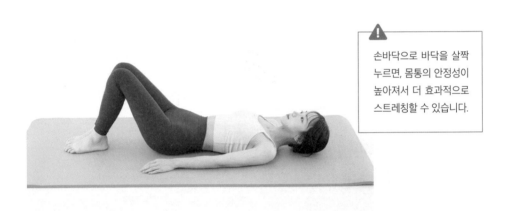

> ⚠ 손바닥으로 바닥을 살짝
> 누르면, 몸통의 안정성이
> 높아져서 더 효과적으로
> 스트레칭할 수 있습니다.

1 천장을 보고 누워서 양다리를 모아주세요.

> ⚠ 다리를 가능한 한 넓게
> 벌려주세요.

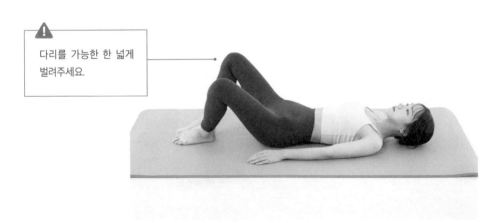

2 양 발바닥을 바닥에 붙인 상태에서 양다리를 벌립니다.

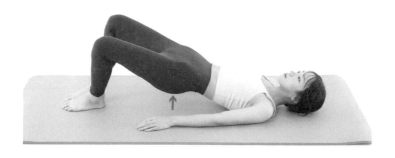

3 배에 힘을 주고 엉덩이를 천천히 들어서 3초간 자세를 유지합니다.

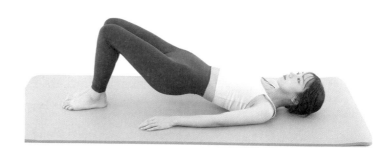

4 양다리를 다시 붙이고 준비 자세로 돌아옵니다. 1~4번 동작을 10회 반복 하면 1세트 완성입니다. 총 3세트를 해주세요.

5장

무릎&발목 스트레칭

● 무릎 통증의 원인은 무릎이 아닐 수도 있다?

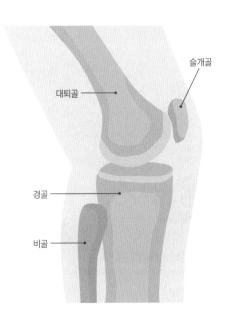

슬개골

대퇴골

경골

비골

"무릎이 아프기 시작하면, 고관절에 허리까지 여기저기가 아파요." 무릎 통증으로 고생하는 환자분들께 자주 듣는 이야기입니다. 이는 무릎이 허벅지의 대퇴골, 경골, 슬개골(무릎뼈)로 구성되기 때문인데요, 무릎은 기능 면에서도 여러 관절과 긴밀히 협력하며 제 역할을 다합니다.

무릎 관절은 홀로 기능하기보다는, 다른 관절과 함께 연쇄적으로 움직일 때가 많습니다. 우리가 걷거나 달릴 때 무릎 관절과 다른 관절이 함께 움직이면서 균형을 잡죠. 그래서 무릎 관절에 문제가 생기면, 다른 부위에까지 영향을 미칠 수 있습니다.

무릎 통증이 무릎 자체보다 주변 조직과의 관계에서 발생하는 경우가 많은 이유를 이제 아시겠죠? 허벅지 근육과 종아리 근육만을 강화해서는 무릎 건강에 충분하지 않습니다. **고관절 주위의 엉덩이 근육과 코어 근육까지 함께 관리해야 무릎 통증을 제대로 다스릴 수 있습니다.**

118

● 무릎에서 '뚝뚝' 소리가 난다면

무릎에서 '뚝뚝' 소리가 났던 경험은 누구나 있을 겁니다. 한자리에 오래 앉았다가 일어나거나 계단을 오르내릴 때 뚝뚝 소리가 나곤 하죠. 무릎에서 소리가 나는 것만으로도 문제일까 걱정하는 분들이 많은데요, 중요한 것은 '통증의 유무'입니다.

통증이 없는 경우, 무릎에서 나는 소리는 '연발음' 혹은 '탄발음'일 가능성이 큽니다. 관절낭 내의 공기가 갑작스러운 압력 변화로 인해 터지면서 발생하는 소리이죠. 이런 소리는 무릎 관절처럼, 무거운 체중을 지탱하고 다양한 각도로 움직이는 관절에서 종종 들립니다.

그런데 무릎에 통증이 느껴진다면 상황이 다릅니다. 무릎 관절 안의 구조물들에 문제가 생겼을 가능성이 있기 때문입니다. 관절과 주변 구조물들에 염증이 생기면 힘줄과 인대의 기능이 약해져 서로 부딪히는 소리가 나는데요, '퇴행성 관절염'이 대표적인 경우죠. 무릎이 부을 수도 있고, 심각한 경우 슬개골이 탈구되어 무릎이 망가질 수도 있으므로 병원에 가서 정밀 진단을 받아보기를 추천합니다.

● 자꾸 발목을 삐는 이유

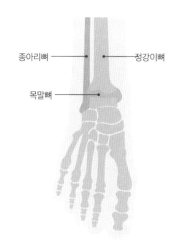

종아리뼈

정강이뼈

목말뼈

울퉁불퉁한 길을 걷거나 굽이 있는 신발을 신으면 발목을 자주 삔다는 분들이 있습니다. 이 증상은 엄연한 병증에 의한 것으로, 정식 명칭은 '습관성 발목 염좌' 혹은 '발목 불안정증'입니다. 발목 바깥쪽에서 안쪽으로 접질리는 경우가 특히 많죠.

왜 발목 안쪽에서 바깥쪽으로 접질리는 경우는 드물까요? 그 이유는 발목 구조에서 찾을 수 있습니다. 발목 관절은 거골(목말뼈), 비골(腓骨, 종아리뼈), 경골(정강이뼈) 크게 이렇게 세 가지 뼈로 이루어집니다. 종아리뼈가 발목의 가장 바깥쪽에 있고, 정강이뼈가 가장 안쪽에 있습니다.

이제 이 뼈들이 실제로 어떻게 움직이는지 살펴봐야겠죠. 발목 관절의 움직임은, 발바닥이 몸 안쪽으로 향하는 '내번(Inversion)'과 발바닥이 몸 바깥쪽으로 향하는 '외번(Eversion)'으로 나뉩니다. 보통은 내번의 움직임 중 발목을 접질리는 경우가 많습니다. 발목의 가장 바깥쪽에 있는 비골이 경골보다 조금 더 긴 탓에 내번의 움직임이 더 원활하기 때문입니다. 같은 이유로, 외번의 움직임은 드물죠.

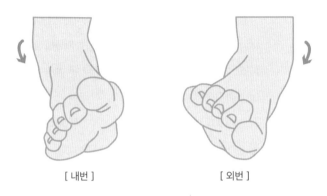

[내번]   [외번]

발목을 자주 접질리면, 인대와 주변 구조물들의 탄력성과 안정성이 낮아집니다. 그러면서 발목 염좌가 반복되는 악순환이 생기죠. 이 상태가 계속되면 무릎 관절염, 족저근막염 등 다른 문제로 번질 수 있습니다. 이미 만성적인 발목 염좌로 고생하는 중이라면, 병원 치료와 더불어 발목의 안정성을 개선하는 운동을 꾸준히 병행하기를 권합니다. 발목 주변의 근육을 강화하고, 발목 관절의 안정성을 높이려는 노력은 발목 건강에 매우 중요합니다.

자꾸 종아리가 붓거나 쥐가 나요

CASE 17

종아리에 자주 붓거나 쥐가 나는 증상이 있다면, '다리 부종'과 '근 경련'을 의심할 수 있습니다. 다리 부종은 체내에 불필요한 액체가 쌓여서 다리가 붓는 증상이고, 근 경련은 근육이 갑자기 수축하면서 생기는 통증입니다. 이러한 증상들을 다스리려면, 종아리 주변의 근육을 강화하고 스트레칭으로 혈액 순환을 개선해야 하죠.

근육을 강화하려면 혈액이 원활히 공급돼야 하는데, 굳이 멀리서 복잡하게 해결책을 찾을 필요가 없습니다. 그저 물을 충분히 마시는 것만으로도 혈액량을 적절히 유지하면서 근육의 기능을 향상시킬 수 있습니다. 적절한 수분 섭취는 근 경련을 예방하고 부종을 완화하는 데 중요한 역할을 합니다. 그러니 평소에 의식적으로 물을 충분히 마시도록 하세요. 자, 이제부터는 종아리 근육을 강화하는 스트레칭을 배워볼까요?

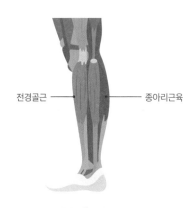

전경골근 —— —— 종아리근육

종아리의 주요 근육

50_ 누워서 다리 펴고 발목 당겼다가 밀어주기

발목을 스트레칭하면서 다리 부종과 근 경련 증상을 완화하거나 예방합니다.

⏱ 스트레칭 좌우 각각 10~15회 반복

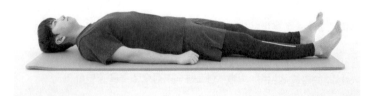

1 등을 바닥에 대고 눕습니다.

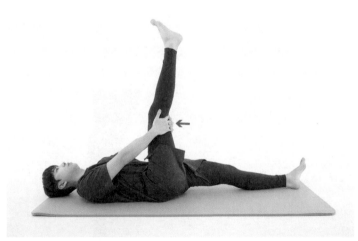

2 양손으로 오른쪽 허벅지를 잡고 깍지를 끼세요. 허벅지를 몸쪽으로 당기면서, 무릎을 펴고 다리를 위로 쭉 뻗습니다.

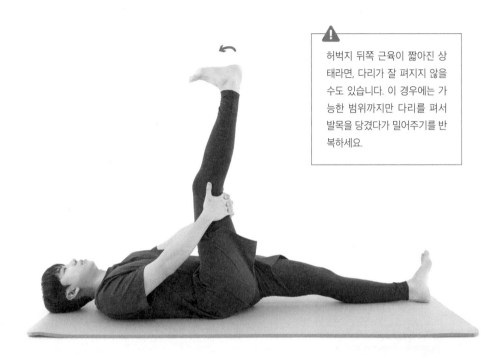

허벅지 뒤쪽 근육이 짧아진 상태라면, 다리가 잘 펴지지 않을 수도 있습니다. 이 경우에는 가능한 범위까지만 다리를 펴서 발목을 당겼다가 밀어주기를 반복하세요.

3 오른쪽 발목을 발등 쪽으로 당기고 3초간 자세를 유지합니다.

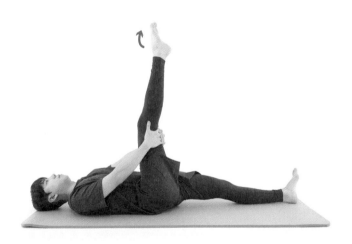

4 잠시 힘을 풀었다가 오른쪽 발목을 뒤꿈치 쪽으로 밀어서 3초간 자세를 유지합니다. 준비 자세로 돌아왔다가 전체 동작을 10~15회 반복합니다. 반대쪽도 똑같이 해주세요.

51_ 벽에 기대어 스쿼트 자세로 뒤꿈치 올렸다가 내리기

종아리 근육의 안정성을 개선하여 다리 부종과 근 경련 증상을 완화하거나 예방합니다.

⏱ 스트레칭 10회씩 3세트 반복

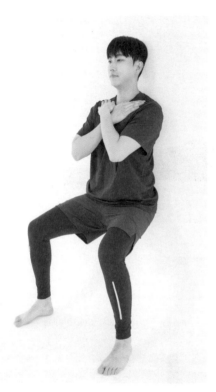

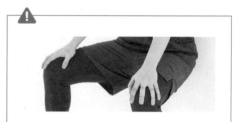

① 뒤꿈치를 올렸다가 내릴 때, 다리가 너무 많이 떨리면 손을 허벅지 위에 올리세요. 몸에 안정감이 생겨서 더 효과적으로 스트레칭할 수 있습니다.

② 동작을 그대로 하기가 어렵다면, 완만한 각도로 앉아서 천천히 움직이세요. 조금 더 자신에게 맞는 정도로 스트레칭을 할 수 있을 거예요.

1 머리, 등, 허리를 벽에 붙입니다. 양팔을 교차하여 가슴에 대고, 양 무릎을 굽혀서 스쿼트 자세를 만드세요.

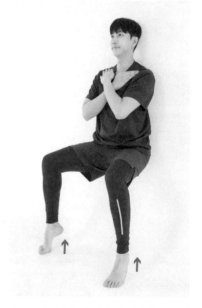

2 뒤꿈치를 올렸다가 내리기를 10회 반복하면 1세트 완성입니다. 총 3세트를 해주세요.

124

발바닥이 찌르르 아파요

CASE 18

아침에 일어나서 발을 디딜 때, 발바닥에서 찌르르한 통증이 느껴진다면 '족저근막염'을 의심해 봐야 합니다. 족저근막염은 발바닥의 근육을 감싸는 근막에 생기는 염증입니다. 우리가 잠든 사이 발바닥 근육은 이완 상태로 있다가 일어나서 움직이려고 하면 수축 상태로 전환됩니다. 이때 근막에 염증이나 미세 파열이 있는 경우, 근육이 원만하게 수축하지 않아 통증을 느끼게 되죠. 발바닥 근막의 긴장을 풀어주고 안정성을 높이는 운동을 평소에 꾸준히 해두면 발바닥 통증을 완화하거나 예방하는 데 도움이 될 겁니다.

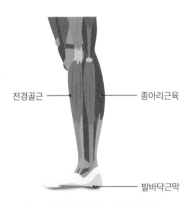

전경골근   종아리근육

발바닥근막

족저근막염과 관련된 근육들

52_ 팔꿈치로 발바닥 누르면서 발가락 당기기

발바닥 근막의 긴장을 풀어주어 발바닥 통증을 완화하거나 예방할 수 있습니다.

⏱ 스트레칭 10초 유지, 좌우 각각 3세트 반복

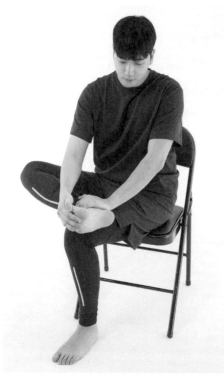

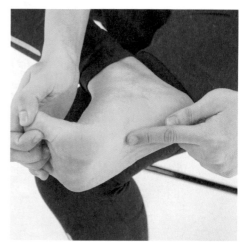

2 오른손으로 발가락들을 잡고 발등 방향으로 젖히면서, 발바닥에서 띠처럼 튀어나온 부분을 찾으세요.

1 의자에 앉아서 배에 힘을 주고 척추를 곧게 폅니다. 오른쪽 다리를 왼쪽 무릎 위에 올립니다.

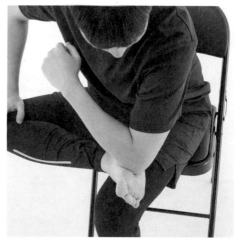

3 띠 부분을 왼쪽 팔꿈치로 살짝 눌러주세요.

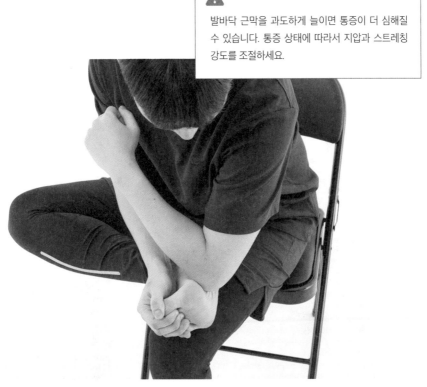

발바닥 근막을 과도하게 늘이면 통증이 더 심해질 수 있습니다. 통증 상태에 따라서 지압과 스트레칭 강도를 조절하세요.

4 오른손으로 다시 발가락들을 잡고 발등 방향으로 젖힙니다. 이 자세를 10초간 유지했다가 힘을 풀어주면 1세트 완성입니다. 총 3세트를 반복한 뒤, 다리를 바꿔서 반대쪽도 똑같이 해주세요.

53_ 벽 짚고 서서 한 발로 버티기

발바닥 근막의 안정성을 개선하여 발바닥 통증을 완화하거나 예방할 수 있습니다.

⏱ 스트레칭 좌우 각각 10~15회 반복

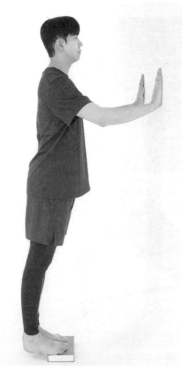 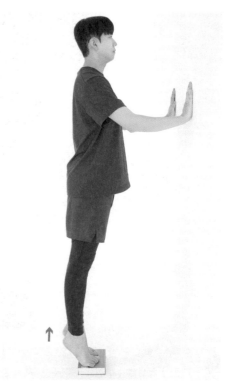

1 책 한 권을 밟고 올라서서 양손으로 벽을 짚습니다. 발바닥 앞부분으로만 책을 밟으세요.

2 양 뒤꿈치를 살포시 들어줍니다.

① 동작을 급하게 하면 근막에 미세 파열이 생길 수도 있습니다. 천천히 움직이세요.

② 책 대신 계단에 올라가거나 난간을 잡고 동작을 해도 됩니다.

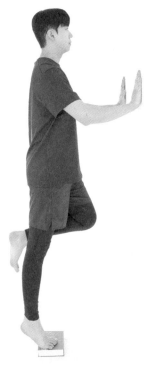

3 왼발을 책 위에서 뗍니다.

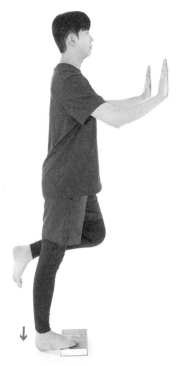

4 오른쪽 뒤꿈치를 바닥에 붙이고, 오른발로만 몸을 지탱합니다. 준비 자세로 돌아왔다가 전체 동작을 10~15회 반복합니다. 반대쪽도 똑같이 해주세요.

발목을 자주 접질려요

발목은 한번 접질리면 다른 부위에 비해 회복이 느린 편입니다. 통증도 자주 재발하죠. 물론 충분한 휴식을 취하면 자연 회복이 가능하지만, 직립보행을 하는 이상 인간은 항상 발목 관절을 사용할 수밖에 없습니다. 발목 관절이 채 회복되지 않았는데 스트레스가 계속 쌓이면, 인대와 그 주변 조직들은 점점 약해지고 통증도 지속되겠죠. 그러므로 평소에 발목 관절을 풀어주는 스트레칭으로 발목의 안정성을 꾸준히 높여야 합니다. 그럼 이제 건강한 발목을 만들러 가볼까요?

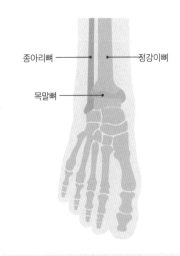

종아리뼈 — 정강이뼈

목말뼈 —

발목 통증과 관련된 부위들

54_ 한 발로 서서 물건 번갈아 잡기

발목 관절의 안정성을 높여서 발목 통증을 완화하거나 예방할 수 있어요.

🕐 스트레칭 좌우 10회씩 3세트 반복

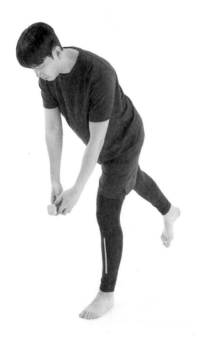

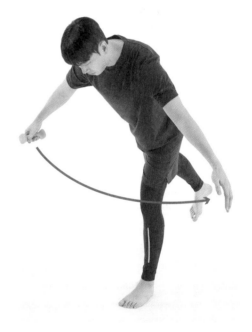

1 가벼운 아령이나 두루마리 휴지를 들고, 배에 힘을 줘서 바로 섭니다. 상체를 약간 숙이고, 오른쪽 다리를 뒤로 보내세요.

2 양손을 번갈아 가며 물건을 잡습니다.

① 거울 앞에서 자세를 확인하면서 동작을 하면, 한 다리로 균형을 잡기가 더 수월해집니다.

② 무거운 아령이나 덤벨처럼 더 무게감이 있는 물건을 사용하면, 스트레칭 효과가 높아집니다.

3 왼손과 오른손을 번갈아 가며 10회 반복하면 1세트 완성입니다. 총 3세트를 반복한 뒤, 다리를 바꿔서 똑같이 해주세요.

55_ 양손 벽 짚고 뒤꿈치 들어 올리기

종아리 근육의 안정성을 높여서 발목 통증을 완화하거나 예방할 수 있어요.

⏱ 스트레칭 10회씩 3세트 반복

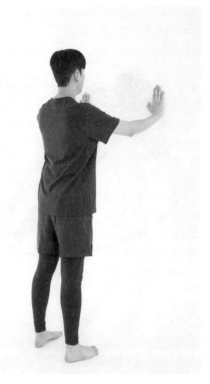 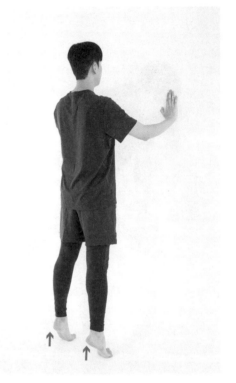

1 벽을 보고 서서 배에 힘을 주고 척추를 곧게 폅니다. 양손은 벽에 붙여서 몸을 지탱합니다.

2 양 뒤꿈치를 천천히 들어 올렸다가 준비 자세로 돌아옵니다. 전체 동작을 10회 반복하면 1세트 완성입니다. 총 3세트를 해주세요.

① 뒤꿈치를 올렸다가 내릴 때, 종아리에 쥐가 날 수도 있습니다. 그럴 때는 곧바로 종아리를 스트레칭해서 근육을 풀어주세요.

② 난이도를 올리고 싶다면, 한쪽 무릎을 굽혀주세요. 이 상태로 균형을 유지하면서 반대쪽 다리의 뒤꿈치만 올렸다가 내리기를 반복합니다. 동작의 난이도가 높아지면 스트레칭 효과가 몇 배나 올라갑니다.

무릎에서 소리가 나고 통증까지 있다면?

PLUS

앞에서 살펴봤듯이, 무릎에서 뚝뚝 소리가 나는데 통증까지 느껴진다면 좀 더 조심할 필요가 있습니다. 무릎은 체중을 버티면서 몸의 다양한 움직임을 조절합니다. 따라서 무릎 관절은 다른 관절들보다 외부 부하에 잘 견디고 안정성이 높아야 하는데요, 이때 중요한 역할을 하는 것이 '대퇴사두근'입니다.

허벅지 앞부분에 자리한 대퇴사두근은 무릎을 보호하면서 안정적으로 기능하도록 돕는 근육입니다. 대퇴사두근을 강화하는 스트레칭을 꾸준히 하면 무릎이 더 잘 기능하게 되죠. 무릎에 가해지는 부하를 효과적으로 분산할 수 있게 됩니다. 그 결과, 무릎 통증을 다스리며 재발을 예방하는 효과도 기대할 수 있습니다.

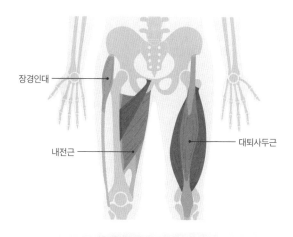

장경인대

내전근

대퇴사두근

무릎 통증과 관련된 부위들

56_ 벽에 기대어 발등 잡고 무릎 구부리기

허벅지 앞부분을 늘려주면서 대퇴사두근을 단련합니다.
무릎 통증을 다스리며 재발을 예방하는 효과가 있습니다.

ⓘ 스트레칭 10초 유지, 좌우 각각 3세트 반복

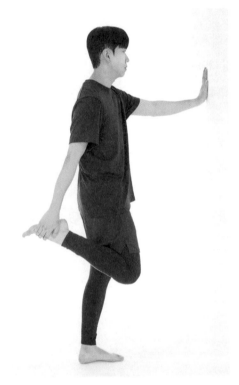

⚠ 뒤꿈치가 엉덩이에 닿지 않는다면, 허벅지 앞부분에
무리가 가지 않는 범위까지만 스트레칭을 하세요.

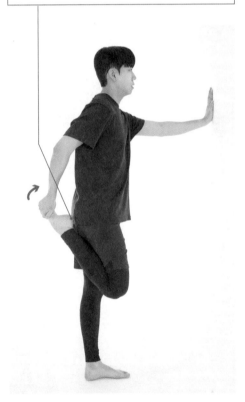

1 벽을 보고 서서 배에 힘을 주고 척추를 곧게 폅
니다. 왼손으로는 벽을 짚으세요.

2 오른손으로 오른쪽 발등을 잡고 몸쪽으로 당
깁니다. 왼쪽 다리로는 체중을 지탱합니다.

3 발등을 더 당겨서 오른쪽 뒤꿈치가 엉덩이에
닿도록 합니다. 오른쪽 허벅지 앞부분이 스트
레칭되는지 확인하면서 10초간 자세를 유지
하면 1세트 완성입니다. 총 3세트를 반복한 뒤,
다리를 바꿔서 반대쪽도 똑같이 해주세요.

57 _ 의자에 앉아서 한쪽 다리 펴고 발목 당기기

'넙다리 근육'은 무릎을 곧게 펴는 데 관여하는 허벅지 근육입니다.
넙다리 근육을 단련하여 무릎 통증을 다스리고 재발을 예방합니다.

🕐 스트레칭 좌우 각각 10~15회 반복

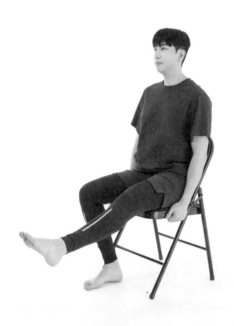
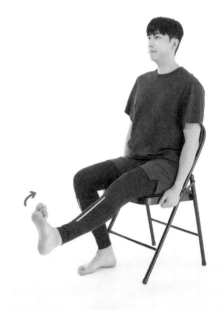

1 의자에 앉아서 배에 힘을 주고 척추를 곧게 폅
니다. 양손은 의자 옆을 잡습니다. 왼쪽 뒷무릎
(오금)을 의자 끝에 붙이고, 왼쪽 다리를 쭉 폅
니다.

2 왼쪽 발목을 몸 안쪽으로 당겨주세요. 발목을
풀었다가 당기기를 10~15회 반복합니다. 반대
쪽도 똑같이 해주세요.

> ⚠️ 허리가 구부러지지 않았는지 확인하면서 몸을 곧게
> 펴고 동작을 해주세요.

6장 얼굴 스트레칭

● 얼굴이 편안하면 삶도 건강해집니다.

거울을 볼 때, 흐릿한 턱선이나 비대칭 얼굴, 혹은 이중턱이 눈에 띄어 고민한 적 있으신가요? 이런 문제들은 단순히 외모에 국한되지 않고 우리의 자신감과 삶의 활력에 영향을 미치곤 하죠. 이런 문제들은 다양한 원인에서 비롯되는데, 구조적인 문제(뼈의 변형)를 제외하면, 대부분은 잘못된 생활 습관에서 기인합니다.

우리 얼굴에는 50개 이상의 근육과 지방으로 얽혀 있어 작은 습관에도 큰 영향을 받을 수 있습니다. 예를 들어 턱을 괴는 자세, 한쪽으로만 씹는 습관은 얼굴 비대칭의 원인이 될 수 있고, 잘못된 자세는 이중턱을 유발하기 쉽습니다. 하지만 우리의 몸이 운동과 스트레칭을 통해 건강해지고 탄력을 되찾듯, 얼굴도 꾸준한 관리와 스트레칭으로 얼마든지 변화할 수 있습니다.

이 장에서는 수술이나 시술 없이 얼굴의 자연스러운 변화를 이끌어내는 방법을 소개합니다. 얼굴 조직을 스트레칭하고 이완하면 늘어진 피부에 탄력이 생기고, 흐릿한 턱선이 정리되며, 얼굴 비대칭도 개선될 수 있습니다. 꾸준히 따라하면 근육을 활성화해 생기를 불어넣고, 얼굴을 더욱 밝고 활기차게 만들어줄 거예요. 얼굴이 편안해지면, 당신의 삶도 한층 건강하고 빛나게 변할 것입니다.

한쪽이 훨씬 작은
짝눈이에요

거울을 봤을 때 한쪽 눈이 유난히 작은 편인가요? 그렇다면, 두 눈썹을 한껏 치켜올리면서 눈을 크게 떠보세요. 좌우 눈썹의 높이가 달라 보일 겁니다. '눈의 좌우 비대칭'은 한쪽 이마 근육이 더 발달하면서 생기는 현상입니다. 상대적으로 이마 근육이 덜 발달한 쪽의 눈이 더 작아 보이죠.

  눈의 좌우 비대칭을 교정하고 싶다면, '이마 근육이 약한 쪽을 강화하는 운동'과 '양쪽 이마 근육을 균등하게 사용하는 운동'을 반복하세요. 덧붙여서, 눈의 부기를 줄이는 지압법도 여기서 알려드릴게요!

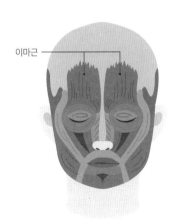

이마근

눈의 비대칭과 관련된 부위

58_ 눈썹 올리면서 세 손가락으로 저지하기

이마 근육이 약한 쪽을 단련하여 눈의 좌우 비대칭 교정에 도움을 줍니다.

⏱ 스트레칭 10초 유지, 3회 반복

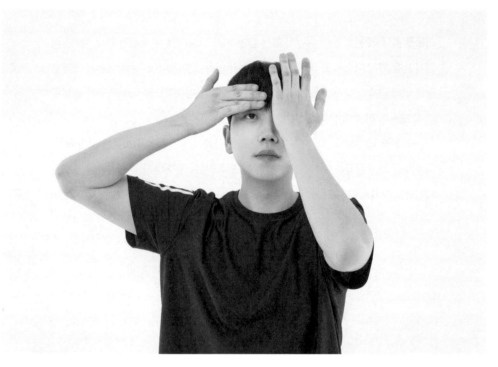

1 거울을 보고 두 눈을 크게 뜹니다. 상대적으로 눈이 크거나 눈썹이 높은 쪽의 눈을 감습니다. 눈을 감은 쪽의 손바닥으로 눈을 살짝 눌러주세요.

2 반대쪽 손은 검지, 중지, 약지 세 손가락을 모아서 눈이 작은 쪽의 눈썹 위에 올립니다.

3 눈썹에 힘을 주어 올리려 하고, 세 손가락으로 이를 막으면서 10초간 버팁니다. 눈썹에 힘을 주었다가 풀기를 3회 반복합니다.

138

59_ 눈 주변 지압하여 부기 빼기

눈의 부기와 관련된 세 군데 지압점을 확인합니다.

⏱ 이완 각각 10초간 지압, 쓸어주기 10~20회 반복

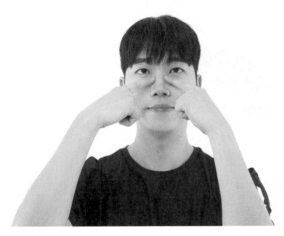

1 거울을 보고 눈물샘 바로 밑에 있는 뼈를 찾습니다. 양쪽 검지로 이 지점을 10초간 살짝 누릅니다.

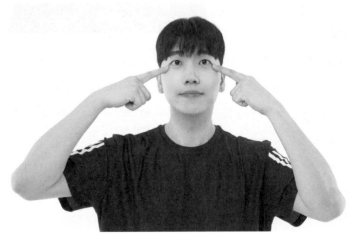

2 눈꼬리의 끝부분을 양쪽 검지로 10초간 살짝 누릅니다.

눈 주위를 쓸어줄 때, 피부에 느껴지는 자극이 신경 쓰인다면 로션을 발라서 마찰을 줄일 수 있습니다.

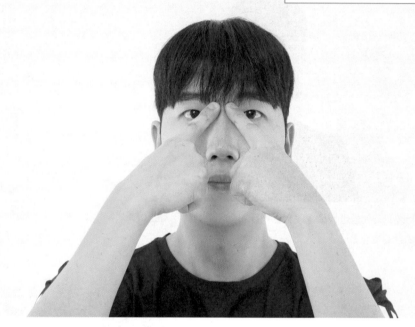

3 눈썹의 시작점을 양쪽 검지로 10초간 살짝 누릅니다.

4 눈의 안쪽부터 바깥쪽까지 검지로 부드럽게 쓸어주면서 마무리합니다. 전체 동작을 10~20회 반복합니다.

얼굴의 좌우가 너무 달라요

CASE 21

얼굴의 좌우가 비대칭이라거나 턱이 틀어져서 고민이신가요? '안면 비대칭'은 뼈의 비대칭적 성장 같은 구조적 원인도 있지만, 대부분은 기능적 문제에서 기인합니다. 턱관절의 불균형, 안면 저작근과 측두근의 부피 차이, 자세 불량과 같은 문제들이죠.

여기서 우리가 주목해야 할 문제는 '자세 불량'입니다. 손으로 턱을 괴거나, 음식을 먹을 때 한쪽으로만 씹는 습관이 특히 안 좋습니다. 은연중에 반복하던 나쁜 습관들을 고치며, 얼굴 주변을 꾸준히 스트레칭하면 당연히 효과가 더 좋을 수밖에 없겠죠. 턱관절이 균형을 되찾도록 관리하면서 안면 비대칭을 함께 개선해 볼까요?

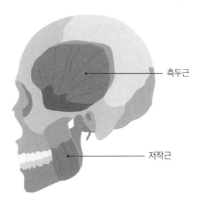

측두근

저작근

얼굴의 비대칭과 관련된 부위

60_ 한쪽 어깨 잡고 고개 좌우로 돌리기

'승모근'은 어깨를 움직이면서 팔을 지탱하지만, 안면 비대칭에도 간접적 영향을 미칩니다.
승모근을 풀어주고 얼굴의 균형을 회복하는 스트레칭을 익힙니다.

⏱ 스트레칭 좌우 각각 10회 반복

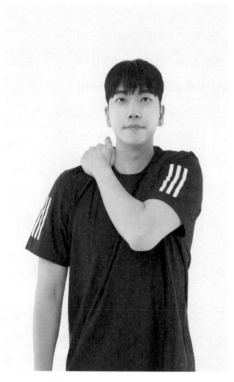 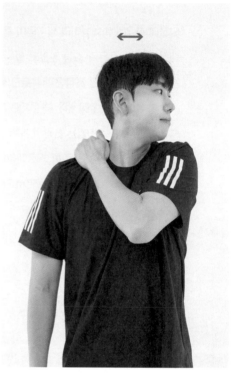

1 배에 힘을 주고 척추를 곧게 펍니다. 오른쪽 어깨를 왼손으로 감쌉니다.

2 고개를 좌우로 부드럽게 돌리기를 10회 반복합니다. 반대쪽도 똑같이 해주세요.

61_ 손목으로 관자놀이 누르고 원 그리기

'측두근'은 턱 관절을 움직여서 먹거나 말할 때 사용하는 근육으로, 턱의 무게를 받쳐줍니다.
측두근을 풀어주면 안면 비대칭을 개선하는 데 도움이 됩니다.

🕐 스트레칭 15~20회 반복

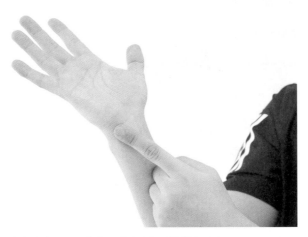

1 새끼손가락 아래로 손목에서 툭 튀어나온 뼈를 찾습니다.

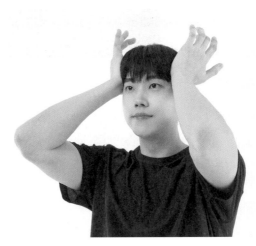

2 손목뼈를 측두근이 자리한 관자놀이 부근에 손목을 댑니다. 살짝 힘을 주
어 누르다가 원을 그리면서 풀어줍니다. 힘을 줬다가 풀기를 15~20회 반
복합니다.

62_ 턱에 양손 대고 입 벌렸다가 닫기

'저작근'은 음식을 씹을 때 사용하는 근육으로, 턱 관절의 균형 유지에 중요한 역할을 합니다.
저작근을 풀어주면 안면 비대칭을 개선하는 데 도움이 됩니다.

🕐 스트레칭 10회 반복

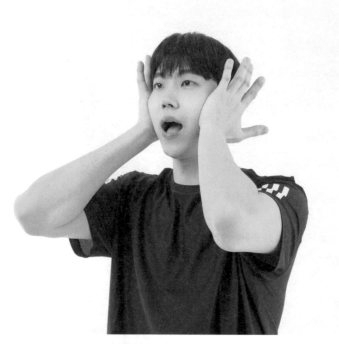

1 양 손바닥을 펼쳐서 턱 주변에 댑니다.

2 무리가 되지 않는 범위까지 입을 벌렸다가 닫습니다. 이때, 턱이 한쪽
으로 치우치지 않도록 주의하세요. 입을 벌렸다가 닫기를 10회 반복
합니다.

얼굴이 잘 붓고
턱선도 무너졌어요

CASE 22

아침에 일어났더니 유난히 부기가 심해서 얼굴이 커 보이는 날이 있습니다. 수면 중에는 염증이나 상처를 회복하는 기능이 활성화되는데, 그 과정에서 배출되는 노폐물 역시 증가합니다. 그런데 이때 림프 순환이 원활하지 않으면 노폐물이 제대로 배출되지 않고 부종이 생깁니다. 특히 출산이나 월경 등으로 호르몬에 변화가 생기면, 림프 순환에 문제가 발생해 부기가 더 심해질 수 있습니다.

한편, 스마트폰 때문에 고개를 숙이는 일이 많은 현대인은 '이중턱'이 되기 쉽습니다. 반복적인 동작을 많이 해도 그렇죠. 턱밑에 자리한 내부 조직의 탄력이 떨어지면서 지방이 쌓이기 좋은 환경이 만들어지기 때문입니다.

림프가 원활하게 순환할 수 있는 환경을 만들고 얼굴을 꾸준히 스트레칭하면, 부종을 줄이고 이중턱도 개선할 수 있습니다. 얼굴선을 가지런히 정리하는 스트레칭을 배워볼까요?

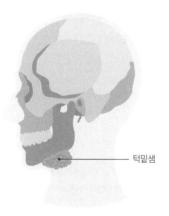

━ 턱밑샘

얼굴의 부기와 관련된 부위

63_ 손가락 마디뼈로 턱밑 누르기

'턱밑샘'은 침을 혀밑으로 분비하는 침샘입니다.
침이 입안으로 못 나가고 턱밑샘에 고이면 얼굴 부종의 원인이 되죠.
턱밑샘을 자극하는 스트레칭으로, 림프 순환을 원활하게 만들 수 있습니다.

⏱ 스트레칭 10~15회 반복

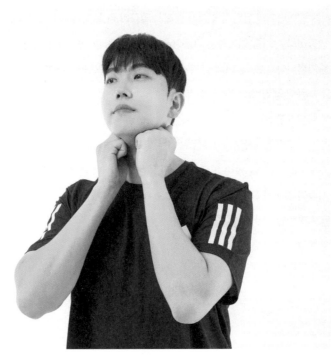

1 양손은 주먹을 쥐고, 고개를 위로 살짝 듭니다.

2 손가락 마디뼈를 양쪽 턱밑에 댑니다.

3 턱밑뼈(귀 바로 밑에서부터 턱 가운데까지 뻗은 뼈)를 따라서 꾹꾹 눌러주
며 천천히 지압합니다. 턱밑뼈를 오르락내리락하면서 지압을 10~15
회 반복합니다.

64_ 고개 뒤로 젖히고 입술 내밀기

현대인들은 고개를 숙이는 습관 때문에 목 앞쪽의 근육들이 짧아진 경우가 많습니다.
스트레칭으로 목 앞쪽 근육의 탄력성을 높이면
얼굴 부종과 이중턱 증상을 완화하거나 예방할 수 있습니다.

⏱ 스트레칭 10~15초 유지

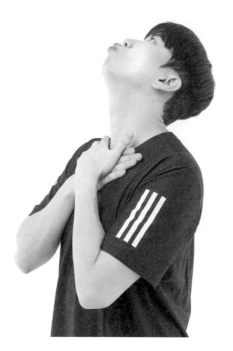

1 양손을 교차하여 가슴에 대주세요.

2 고개를 천천히 뒤로 젖히면서 입술을 '우' 하는 느낌으로 내밉니다. 목 앞쪽의 근육들이 늘어나는 느낌을 확인하면서 이 자세를 10~15초간 유지합니다.

턱의 '딱딱' 소리를 방치하면 두통까지 생길 수 있다!

음식을 먹거나 입을 크게 벌릴 때, 턱에서 '딱딱' 소리가 나면서 통증을 느낀 적이 있으신가요? 만약 그렇다면, 턱 관절의 기능이 떨어진 상태일 수 있습니다. 관절이 벌어지면서 나는 소리를 '관절음'이라고 하는데요, 관절음과 함께 통증까지 있다면 이를 방치해서는 안 됩니다.

턱 관절은 아래턱뼈와 머리뼈가 만나는 위치에 있습니다. 주변에는 삼차신경 같은 주요 신경이 지나가죠. 그러므로 턱 관절에 문제가 생기면 신경에도 자극이 미쳐서 만성 두통을 유발할 수 있습니다. 턱 주변을 풀어주는 스트레칭으로 턱 관절의 건강을 회복해 볼까요?

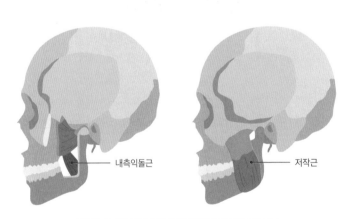

내측익돌근

저작근

턱 관절 기능과 관련된 부위

65_ 엄지로 광대뼈 밑 누르고 입 벌렸다가 닫기

'저작근'과 '교근'은 씹는 기능을 담당하는 근육입니다.
턱 관절의 회복을 돕기 위하여 저작근과 교근을 스트레칭합니다.

⏱ 스트레칭 10회 반복

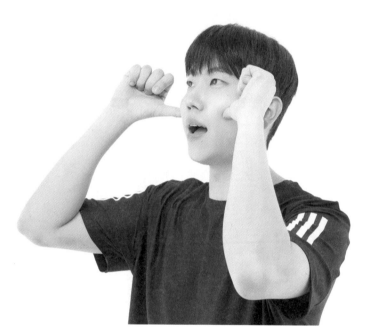

1 광대뼈 밑의 움푹한 부위를 찾으세요. 양쪽 엄지를 대고 살포시 지압
합니다.

2 지압을 하면서 입을 천천히 벌렸다가 닫기를 10회 반복합니다. 통증
이 심하지 않은 범위까지만 입을 벌리세요.

66_ 턱밑에 손가락 대고 고개 기울이기

'이복근'은 턱밑에 자리한 작은 근육으로, 이중턱의 원인이 되는 부위입니다.
그리고 '내측익돌근'은 씹는 기능을 담당하는 근육으로, 사각턱을 유발하는 부위이죠.
이복근과 내측익돌근을 풀어주면 턱 관절의 기능을 회복하고 아름다운 턱선을 지킬 수 있습니다.

⏱ 스트레칭 좌우 각각 10초 유지

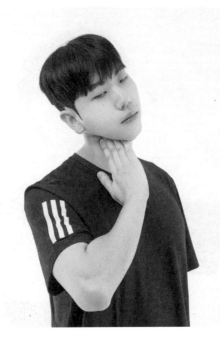

1 오른쪽 손가락을 세워서 오른쪽 턱밑의 가운데 부분을 지압합니다.
고개는 오른쪽으로 기울여서 이완해 주세요.

2 귀밑뼈까지 올라갔다가 내려오면서 10초간 지압을 계속합니다.

3 반대쪽도 똑같이 해주세요.

PART 2

통증과 멀어지는
하루 5분 습관

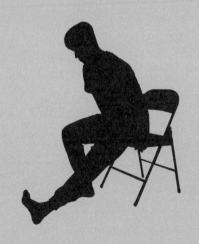

상황별·장소별
29가지 스트레칭

7장

눈 뜨면서 시작하는
굿모닝 스트레칭

밤새 잠들었던 몸을 가벼운 스트레칭으로 부드럽게 깨워볼까요. 수면 중 굳어 있던 근육을 풀어주고 림프와 혈액 순환을 다시 활발하게 만들면 넘치는 에너지로 하루를 시작할 수 있습니다. 매일 아침, 잠깐의 스트레칭만으로도 몸과 마음의 리듬을 활기차게 조율할 수 있죠. 이제 하루를 시작할 준비가 되셨나요? '굿모닝 스트레칭'으로 기분 좋은 아침을 맞이하세요!

67_ 옆으로 누워서 깍지 끼고 상체 회전하기

밤새 경직됐던 목과 어깨, 등 근육을 풀어서 유연하게 만듭니다.

⏱ 스트레칭 좌우 각각 10회 반복

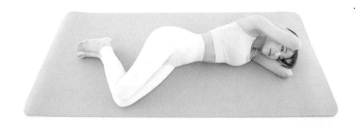

1 옆으로 누워서 양다리를 포갭니다. 양 무릎은 90도로 구부리고, 양손은 깍지를 껴서 머리 뒤로 보냅니다.

 상체 회전 시 골반은 중립을 지켜야 합니다. 팔과 고개를 넘길 때, 위쪽 다리가 들리지 않도록 잘 고정하세요.

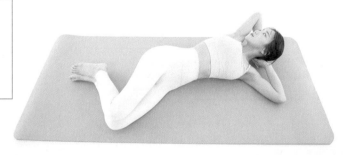

2 오른팔을 몸 바깥쪽으로 넘기면서 고개도 같이 돌려줍니다. 팔과 고개를 앞으로 보냈다가 다시 넘기기를 10회 반복합니다. 반대쪽도 똑같이 해주세요.

68_ 엎드려서 팔꿈치 펴면서 상체 일으키기

밤새 경직됐던 상체의 긴장을 풀어주면, 몸 전체가 더욱 가벼워집니다.

⏱ 스트레칭 10~20초 유지

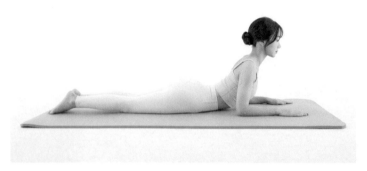

1 바닥에 엎드립니다. 손바닥으로 바닥을 살짝 누르면서 상체를 천천히 일으
킵니다.

> ⚠ 허리에 자극이 심하다면, 팔꿈
> 치를 펴기 전 상태 그대로 동작
> 을 해주세요. 팔꿈치와 팔 윗부
> 분이 몸을 지지해 줄 겁니다.

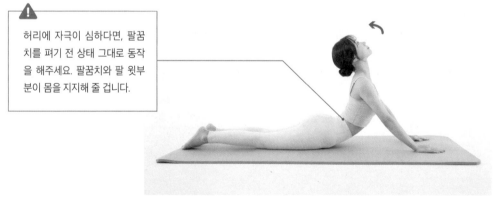

2 팔꿈치를 펴면서 고개를 젖혀주세요. 이 자세를 10~20초간 유지합니다.

69_ 무릎 꿇고 엎드려서 팔 뻗기

팔을 쭉 뻗어주는 스트레칭으로 밤새 경직됐던 척추와 어깨 관절을 부드럽게 풀어줍니다.

🕐 스트레칭 10~20초 유지

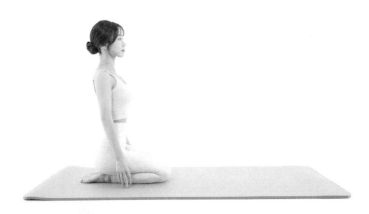

1 무릎을 꿇고 앉아서 배에 힘을 주고 척추를 곧게 폅니다.

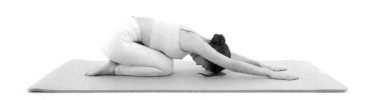

2 상체를 앞으로 내밀고 엎드리면서 팔을 뻗으세요. 이 자세를 10~20초간 유지합니다.

70_ 양팔 앞으로 뻗었다가 뒤로 보내기

양팔을 앞으로 쭉 뻗었다가 뒤로 보내는 동작으로
밤새 경직됐던 목과 어깨, 등을 풀어줘요.

⏱ 스트레칭 각각 5초 유지, 3세트 반복

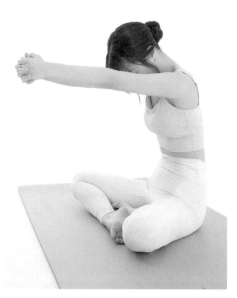

 동작 시 허리가 중립을 유지할 수
있도록 합니다. 배에 힘을 주어
허리를 확실히 고정하세요.

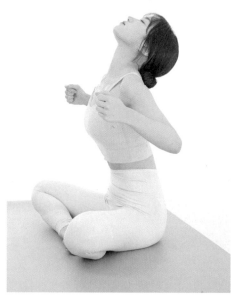

1 바닥에 양반다리를 하고 앉습니다. 배에 힘을
주고 척추를 곧게 펴세요. 양손은 깍지를 껴서
앞으로 쭉 뻗습니다. 머리를 구부린 채 이 자세
를 5초간 유지합니다.

2 깍지를 풀고 준비 자세로 돌아옵니다. 이번에
는 팔꿈치를 뒤로 보내면서 머리를 뒤로 젖혀
주세요. 이 자세를 5초간 유지합니다. 다시 준
비 자세로 돌아오면 1세트 완성입니다. 총 3
세트를 해주세요.

71_ 양반다리로 앉아서 옆구리 늘이기

옆구리를 길게 늘이는 스트레칭으로
밤새 경직됐던 허리에 유연성을 돌려줍니다.

⏱ 스트레칭 좌우 각각 10~15초 유지

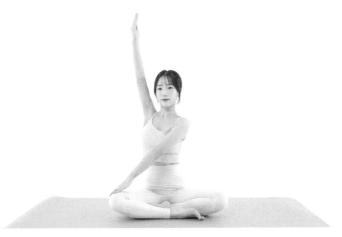

1 바닥에 양반다리를 하고 앉습니다. 배에 힘을 주고 척추를 곧게 펴세요. 왼손으로 오른쪽 무릎을 잡습니다. 오른팔을 들어 위로 쭉 뻗습니다.

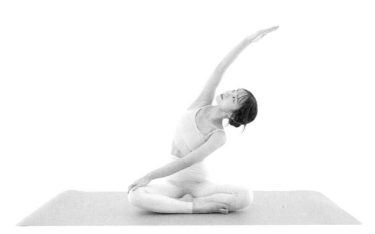

2 오른팔을 왼쪽으로 구부리고 이 자세를 10~15초간 유지합니다. 반대쪽도 똑같이 해주세요.

8장

불면증이 사라지는
굿나잇 스트레칭

우리 몸은 수면 중 체내 염증을 치유하고, 하루 동안 쌓인 피로를 해소합니다. 그래서 숙면은 건강과 활력을 유지하는 데 필수이죠. 잠들기 전 간단히 스트레칭을 해주면, 몸과 마음의 긴장이 서서히 풀리면서 잠이 솔솔 찾아옵니다.

  누워서 5분만 하면 되는 '굿나잇 스트레칭'을 지금부터 소개합니다. 누워서 천천히 호흡하면서 원하는 부위를 풀어줍니다. 그러면 혈액과 림프가 원활하게 순환하면서 온몸이 따뜻해지고, 근육과 관절이 부드러워지죠. 잠깐의 스트레칭이 잠자리를 편안하게 만들고, 나아가서는 상쾌한 아침을 여는 열쇠가 됩니다.

72_ 누워서 다리 세웠다가 벌리기

허벅지 안쪽의 '내전근'을 풀어주어
우리가 잠든 동안 림프 순환이 원활하도록 돕습니다.

🕐 스트레칭 10~20초 유지

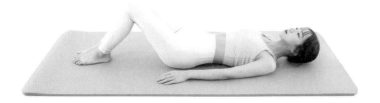

1 바로 누운 자세에서 무릎을 굽혀 양다리를 세웁니다.

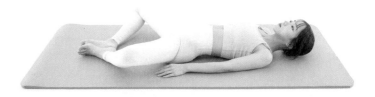

2 양 발바닥을 붙이고, 양쪽 무릎을 몸 바깥쪽으로 보내세요. 무리가 가지 않
는 범위까지 양다리를 벌린 뒤 이 자세를 10~20초간 유지합니다.

73_ 누워서 양손 깍지 끼고 한쪽 다리 당기기

허벅지 뒤쪽의 햄스트링을 풀어주어
우리가 잠든 동안 혈액 순환이 원활하도록 돕습니다.

⏱ 스트레칭 좌우 각각 10~20초 유지

⚠ 동작 시 나머지 다리의 무
릎이 구부러지지 않게끔 주
의하세요.

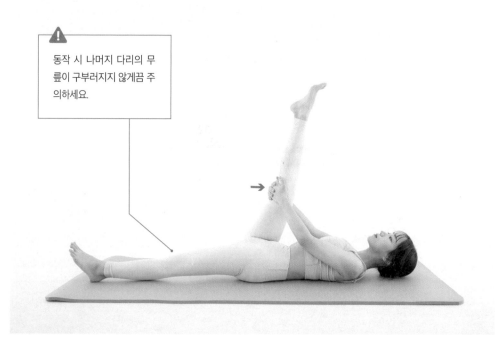

1 매트 위에 눕습니다. 양손 깍지를 껴서 오른쪽 오금을 잡고 머리 쪽으
로 천천히 당깁니다.

2 이 자세를 10~20초간 유지하다가 준비 자세로 돌아옵니다. 반대쪽도
똑같이 해주세요.

160

74_ 누워서 한쪽 다리 잡고 발목 당기기

햄스트링과 발목 관절을 풀어주어
우리가 잠든 동안 혈액 순환이 원활하도록 돕습니다.

🕐 스트레칭 좌우 각각 10~20초 유지

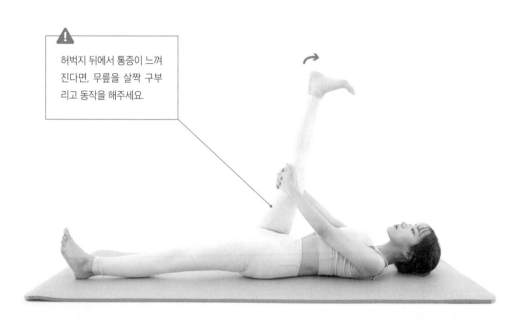

⚠ 허벅지 뒤에서 통증이 느껴
진다면, 무릎을 살짝 구부
리고 동작을 해주세요.

1 매트 위에 눕습니다. 양손 깍지를 껴서 오른쪽 오금을 잡고 머리 쪽으
로 천천히 당깁니다.

2 오른쪽 발목도 머리 쪽으로 함께 당겨주면서 이 자세를 10~20초간
유지합니다. 준비 자세로 돌아왔다가 반대쪽도 똑같이 해주세요.

75_ 누워서 한쪽 다리를 반대 방향으로 보내기

척추와 골반을 풀어주어
우리가 잠든 동안 혈액 순환이 원활하도록 돕습니다.

⏱ 스트레칭 좌우 각각 10~20초 유지

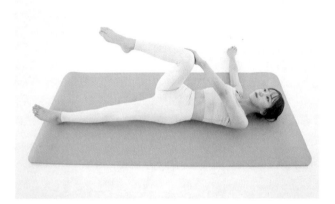

1 바로 누운 자세에서 오른쪽 다리를 들어 올립니다.

2 오른쪽 무릎과 고관절이 90도를 이루게 한 뒤, 왼손으로 오른쪽 무릎을 잡습니다.

⚠ 엉덩이 측면에서 제대로 자극이 느껴지는지 확인하면서 동작을 해주세요.

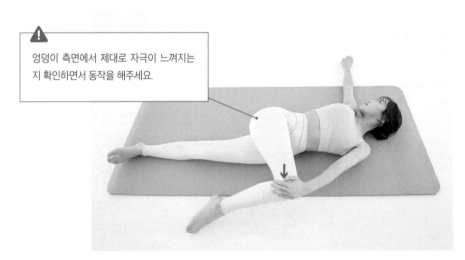

3 왼손에 힘을 줘 오른쪽 무릎을 바닥 쪽으로 쭉 밀어주세요. 오른팔은 몸 바깥쪽으로 뻗고, 시선도 같이 오른쪽을 향합니다.

4 오른쪽 무릎이 바닥에 닿은 상태에서 이 자세를 10~20초간 유지합니다. 준비 자세로 돌아왔다가 반대쪽도 똑같이 해주세요.

76_ 누워서 4자 다리 만들고 허벅지 당기기

골반을 풀어주어
우리가 잠든 동안 혈액 순환이 원활하도록 돕습니다.

⏱ 스트레칭 좌우 각각 10~20초 유지

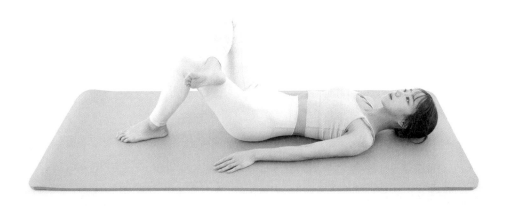

1 바로 누운 자세에서 양쪽 무릎을 세웁니다. 오른쪽 발목을 왼쪽 무릎 위에 두세요.

⚠ 엉덩이에 제대로 자극이 느껴지는
지 확인하면서 동작을 해주세요.

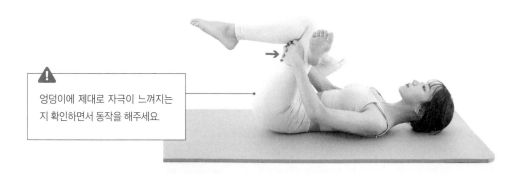

2 양손 깍지를 껴서 왼쪽 허벅지를 잡고 당겨주세요. 이 자세를 10~20초간
유지하다가 준비 자세로 돌아옵니다. 반대쪽도 똑같이 해주세요.

9장

자세가 좋아지는
의자 스트레칭

오랫동안 앉아있으면 골반이 틀어지고 허리가 구부정한 후방경사가 되기 쉽습니다. 후방경사는 허리뼈와 등뼈를 변형시키고, 굽은 등과 라운드 숄더 체형을 만들죠. 목의 무게 중심이 앞으로 쏠리면, 거북목이나 일자목 같은 변형까지 생겨서 몸의 균형이 전체적으로 무너지게 됩니다.

　지금부터는 앉은 상태에서 간단히 할 수 있는 스트레칭을 알려드리고자 합니다. 조금만 신경 써서 노력하면 체형을 개선하고 통증을 예방할 수 있습니다. 흐트러진 몸의 균형을 바로잡는 작은 습관을 함께 길러볼까요?

77_ 앉아서 양팔 들고 고개 젖히기

너무 오래 앉아있으면 목 근육에 스트레스가 쌓이기 쉽겠죠.
고개를 젖히는 스트레칭으로 목의 통증을 완화하거나 예방합니다.

⏱ 스트레칭 10초 유지, 3회 반복

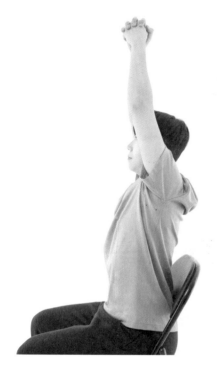
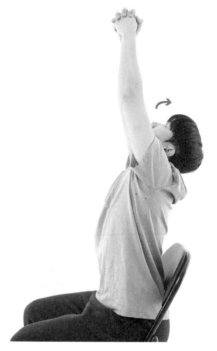

1 의자에 앉아서 배에 힘을 주고 척추를 곧게 펴
세요. 양손은 깍지를 껴서 머리 위로 쭉 뻗어
올립니다.

2 가능한 범위에서 고개를 천천히 젖히세요. 이
자세를 10초간 유지합니다. 전체 동작을 3회
반복합니다.

 허리가 과도하게 꺾이는 느낌이 든다면, 일
어난 상태에서 스트레칭을 해도 됩니다.

78_ 앉아서 팔꿈치 고정하고 상체 회전하기

흉추의 긴장을 풀고 유연성을 높여서 목과 어깨의 통증을 완화하거나 예방합니다.
체형 개선에도 도움이 되는 스트레칭입니다.

🕐 스트레칭 좌우 각각 10회 반복

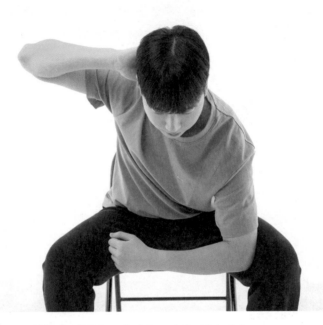

1 의자에 앉아서 배에 힘을 주고 척추를 곧게 펴세요. 다리는 골반 너비
보다 약간 더 넓게 벌립니다.

2 왼쪽 팔꿈치를 왼쪽 허벅지 안쪽에 붙입니다. 오른손은 머리 뒤에 두
세요.

166

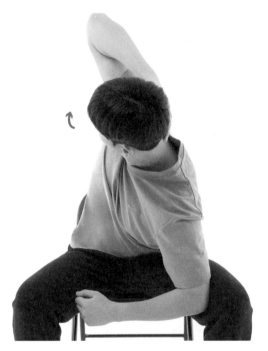

3 오른팔을 몸 바깥쪽으로 보내며 상체를 회전합니다. 오른팔을 몸 안쪽
으로 보냈다가 바깥쪽으로 보내기를 10회 반복한 뒤 준비 자세로 돌
아옵니다. 반대쪽도 똑같이 해주세요.

79_ 앉아서 양팔 뒤로 보내면서 고개 젖히기

가슴을 활짝 열어주는 스트레칭으로
목과 어깨의 통증을 완화하거나 예방합니다.

⏱ 스트레칭 10~15초 유지

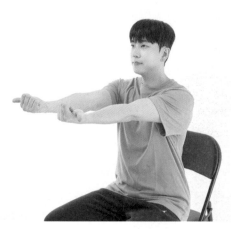

1 의자에 앉아서 배에 힘을 주고 척추를 곧게 펴세요. 양팔을 뻗고 양손 엄지
를 세웁니다. 바깥쪽으로 양팔을 회전합니다.

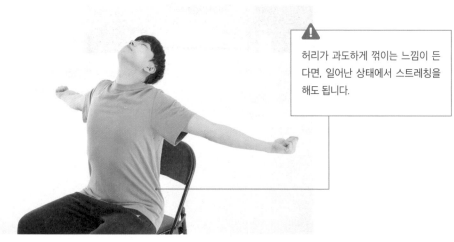

> ⚠ 허리가 과도하게 꺾이는 느낌이 든
> 다면, 일어난 상태에서 스트레칭을
> 해도 됩니다.

2 양팔을 등 뒤로 보내면서 고개를 젖히고 가슴을 열어주세요. 이 자세를
10~15초간 유지합니다.

80_ 앉아서 한쪽 다리 뻗고 상체 숙이기

허벅지 뒤쪽의 근육인 햄스트링을 풀어주는 스트레칭입니다.
허리와 골반의 통증을 예방하고, 체형 개선에도 도움을 줄 수 있어요.

⏱ 스트레칭 좌우 각각 10초 유지

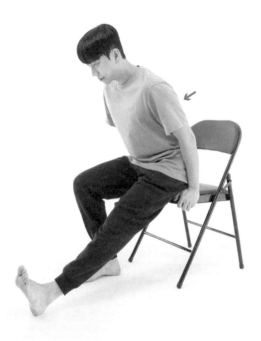

1 의자에 앉아서 배에 힘을 주고 척추를 곧게 펴세요.

2 왼쪽 다리를 앞으로 쭉 뻗고, 뒤꿈치를 바닥에 붙입니다.

3 허리와 등이 굽지 않도록 척추를 펴고 상체를 숙이세요. 이 자세를 10초간 유지하다가 제자리로 돌아옵니다. 반대쪽도 똑같이 해주세요.

81_ 앉아서 무릎 위에 한쪽 다리 올리고 상체 숙이기

엉덩이 쪽에 자리한 근육인 '이상근'을 풀어주는 스트레칭입니다.
허리와 골반의 통증을 예방하고, 체형 개선에도 도움을 줄 수 있어요.

⏱ 스트레칭 좌우 각각 10초 유지

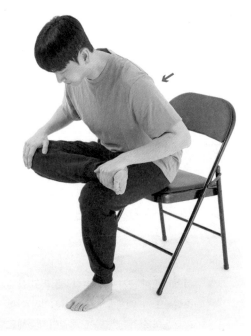

1 의자에 앉아서 배에 힘을 주고 척추를 곧게 펴세요.

2 오른쪽 발목을 왼쪽 허벅지 위에 올립니다.

3 허리와 등이 굽지 않도록 척추를 펴고 상체를 숙이세요. 엉덩이에 자극이 충분히 느껴지는지 확인하면서 10초간 자세를 유지합니다.

4 준비 자세로 돌아와서 반대쪽도 똑같이 해주세요.

82_ 앉아서 한쪽 팔 뒤로 넘기고 상체 숙이기

척추를 지탱하는 요방형근, 겨드랑이 부근의 광배근을 풀어주는 스트레칭입니다.
허리와 골반의 통증을 완화하거나 예방합니다.

⏱ 스트레칭 좌우 각각 10초 유지

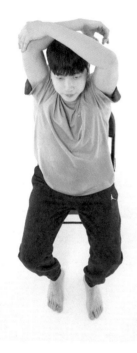
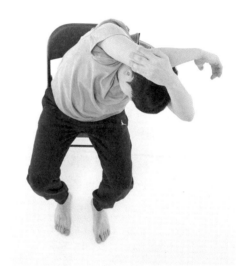

1 의자에 앉아서 배에 힘을 주고 척추를 곧게 펴세요. 오른팔을 머리 뒤로 넘기고, 왼팔로 오른쪽 팔꿈치를 잡습니다.

2 허리와 등이 굽지 않도록 척추를 펴고, 몸을 대각선 앞으로 기울입니다. 겨드랑이와 옆구리에 자극이 충분히 느껴지는지 확인하면서 10초간 자세를 유지합니다. 준비 자세로 돌아와서 반대쪽도 똑같이 해주세요.

10장

피로를 풀어주는
폼롤러 스트레칭

폼롤러(Foam Roller)는 스트레칭을 할 때 사용하는 원기둥 모양의 도구입니다. 혼자서 근막을 풀어줄 때 매우 유용하죠. 기본형은 단단한 발포고무(foam)로 만들어졌지만, 현재는 다양한 모양과 재질의 제품이 출시되고 있습니다. 지나치게 딱딱하거나 울퉁불퉁한 제품, 혹은 신체를 제대로 지지하지 못하는 부드러운 재질의 제품은 피하는 편이 좋습니다. 적절한 길이의 폼롤러를 고르는 것도 중요한데요, 척추 길이를 고려하면 보통 90cm의 폼롤러가 이상적입니다.

폼롤러는 간편하게 사용할 수 있으면서도 스트레칭 효과가 큰 도구입니다. 폼롤러 스트레칭은 관절의 가동 범위를 늘려주고, 혈액 순환을 촉진해서 근육통을 빠르게 풀어주죠. 신체 기능을 회복하고 균형 잡힌 체형을 유지하는 데도 매우 유용합니다. 혹시 집 한구석에 방치된 폼롤러가 있다면 지금 당장 꺼내세요!

83_ 폼롤러 위에서 좌우로 고개 왔다 갔다 하기

폼롤러를 사용하여 목 근육을 풀어줍니다.
혈액 순환을 원활하게 하고, 근육통을 예방하는 효과가 있습니다.

⏱ 스트레칭 좌우로 15~20회 왕복

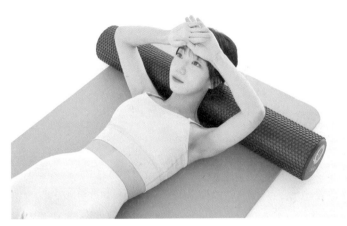

1 바닥에 등을 대고 눕습니다. 폼롤러를 목 깊숙이 넣어 어깨선에 맞추세요.

⚠ 양손을 포개어 이마를 가볍게 누르
고 동작을 하면 자극이 커집니다.

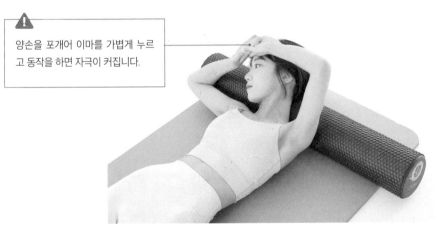

2 턱을 가볍게 당기고 고개를 좌우로 15~20회 왔다 갔다 하면서 목을 풀어
줍니다.

84_ 폼롤러 위에서 등 펴고 왔다 갔다 하기

폼롤러를 사용하여 등을 풀어줍니다.
등 근육의 유연성을 향상하여 체형 개선에도 도움이 되는 스트레칭입니다.

⏱ 스트레칭 10~20초 유지, 위아래로 20회 왕복

1 바닥에 등을 대고 눕습니다. 무릎을 구부려 다리를 세우고, 등 밑에 폼롤러를 둡니다.

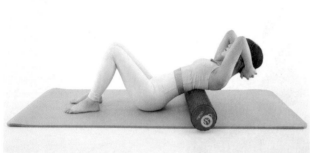

2 양손은 머리 뒤에서 깍지를 끼세요. 양 팔꿈치를 모으면서 상체를 천천히 젖힙니다. 이 자세를 10~20초간 유지합니다.

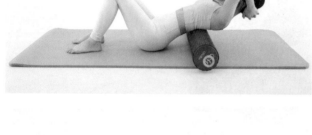

3 준비 자세로 돌아왔다가 이번에는 엉덩이를 바닥에서 뗍니다. 다리 힘을 사용하여 폼롤러를 위아래로 20회 왕복시키면서 등을 풀어주세요.

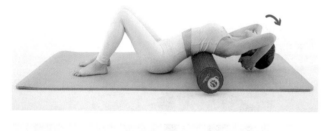

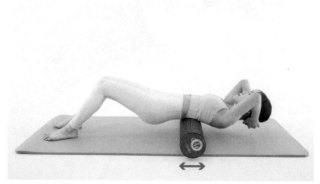

85_ 폼롤러 위에서 위아래로 팔다리 쭉 뻗기

폼롤러를 사용하여 허리 근육을 풀어줍니다.
허리의 통증을 완화하거나 예방하는 효과를 기대할 수 있는 스트레칭입니다.

⏱ 스트레칭 10~20초 유지

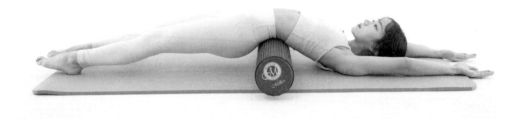

1 바로 누운 자세에서 허리 뒤에 폼롤러를 둡니다.

2 팔다리를 위아래로 쭉 뻗은 뒤, 엉덩이는 허공에 띄워주세요. 이 자세를 10~20초간 유지합니다.

86_ 폼롤러 위에서 좌우로 골반 왔다 갔다 하기

폼롤러를 사용하여 골반 근육을 풀어줍니다.
골반 비대칭 같은 체형 개선에도 도움이 되는 스트레칭입니다.

⏱ 스트레칭 좌우로 20회 왕복

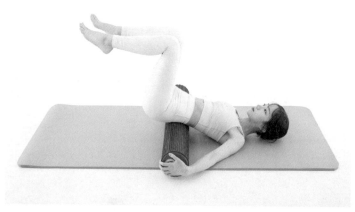

1 바로 누운 자세에서 골반 뒤에 폼롤러를 둡니다. 양손은 폼롤러의 양 끝을
잡아주세요. 양다리를 골반 너비로 벌립니다. 양다리를 90도로 접고 들어
올려주세요.

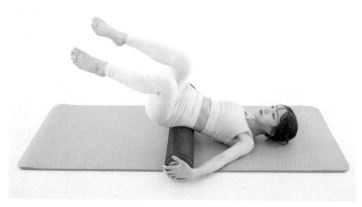

2 골반을 천천히 좌우로 20회 왔다 갔다 하면서 풀어주세요.

87_ 폼롤러 위에서 한쪽 다리 접어 당기기

폼롤러를 사용하여 고관절을 풀어줍니다.
고관절을 유연하게 만들어 체형 개선에도 효과가 있는 스트레칭입니다.

⏱ 스트레칭 좌우 각각 20초 유지

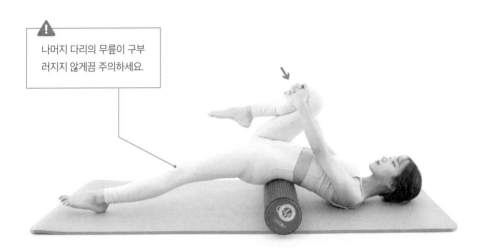

나머지 다리의 무릎이 구부러지지 않게끔 주의하세요.

1 바로 누운 자세에서 골반 뒤에 폼롤러를 둡니다.

2 왼쪽 다리는 쭉 뻗어서 발꿈치를 땅에 붙이세요.

3 양손은 깍지를 껴서 오른쪽 무릎을 잡고 당깁니다. 이 자세를 20초간 유지하다가 반대쪽도 똑같이 해주세요.

88_ 허벅지 밑에서 폼롤러 왔다 갔다 하기

폼롤러를 사용하여 햄스트링을 풀어줍니다.
햄스트링의 유연성이 높아지면 허리 통증과 골반 통증을 완화하거나 예방할 수 있어요.

⏱ 스트레칭 위아래로 20회 왕복

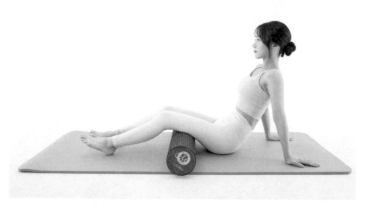

1 다리를 쭉 뻗고 앉아서 허벅지 뒤에 폼롤러를 둡니다.

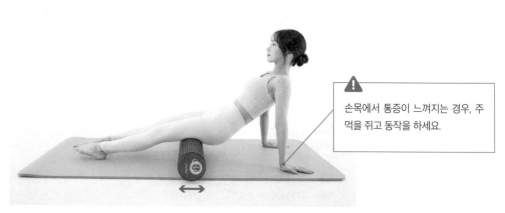

⚠ 손목에서 통증이 느껴지는 경우, 주먹을 쥐고 동작을 하세요.

2 양손으로 바닥을 누르면서 골반을 듭니다. 폼롤러를 위아래로 천천히 움직이며 20회 왕복합니다.

89_ 폼롤러 위에서 좌우로 양다리 돌려주기

폼롤러를 사용하여 종아리 근육을 풀어줍니다.
종아리 통증과 근 경련을 완화하거나 예방하는 효과가 있는 스트레칭입니다.

🕐 스트레칭 좌우 번갈아 가며 20회 왕복

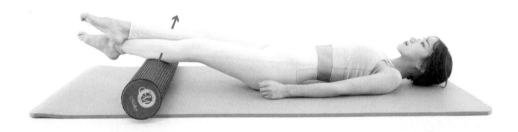

상체를 세우고서 동작을
하면 스트레칭 효과가 더
높아집니다.

1 바로 누운 자세에서 종아리 뒤에 폼롤러를 둡니다.

2 양다리를 교차한 뒤 좌우로 돌려가면서 다리의 옆면과 뒷면이 번갈아
폼롤러에 닿도록 합니다. 종아리 근육이 풀어지는 느낌을 확인하면서
좌우 번갈아 가며 20회 왕복합니다.

90_ 엎드려서 허벅지 위로 폼롤러 왔다 갔다 하기

폼롤러를 사용하여 허벅지 근육을 풀어줍니다.
허벅지 앞부분에 자리한 '대퇴사두근'을 이완하여 통증과 근 경련을 완화하거나 예방합니다.

⏱ 스트레칭 위아래로 20회 왕복

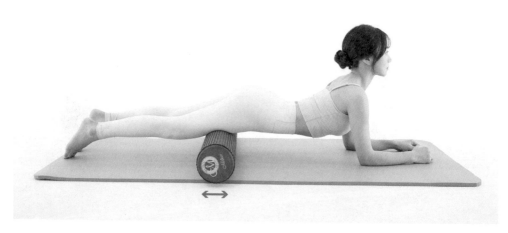

1 엎드린 자세에서 양팔을 90도로 구부리세요. 폼롤러를 허벅지 앞에
둡니다.

2 팔 힘을 사용하여 폼롤러를 허벅지 위아래로 천천히 움직입니다. 허벅
지가 풀어지는 느낌을 확인하면서 폼롤러를 위아래로 20회 왕복시킵
니다.

91_ 옆으로 누워서 허벅지 밑으로 폼롤러 왔다 갔다 하기

폼롤러를 사용하여 허벅지 근육을 풀어줍니다.
허벅지 바깥쪽에 자리한 '대퇴근막장근'을 이완하여 허리, 골반, 하체의 통증을 완화하거나 예방합니다.

🕐 스트레칭 좌우 각각 위아래로 20회 왕복

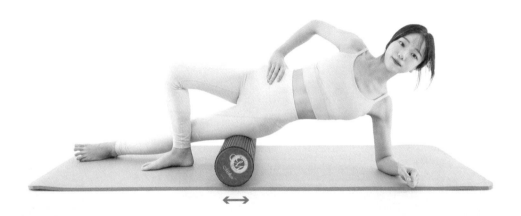

1 왼쪽으로 누운 자세에서 왼쪽 허벅지 옆에 폼롤러를 둡니다. 왼쪽 팔꿈치로 상체를 지지하고 오른쪽 다리를 구부려 지지대로 삼습니다

2 왼팔과 오른쪽 다리의 힘을 사용하여 폼롤러를 허벅지 위아래로 천천히 움직입니다. 허벅지 통증이 심하다면 압력을 줄이면서 위아래로 20회 왕복합니다. 반대쪽도 똑같이 해주세요.

92_ 옆으로 누워서 겨드랑이 밑으로 폼롤러 왔다 갔다 하기

폼롤러를 사용하여 겨드랑이 주변을 풀어줍니다.
겨드랑이 주변에 자리한 '광배근'을 이완하여 목과 어깨 통증을 예방하고, 체형 개선에도 도움을 줍니다.

🕐 스트레칭 각각 위아래로 좌우 20회 왕복

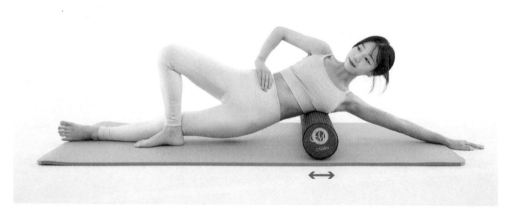

1 옆으로 누운 자세에서 왼팔을 머리 위로 쭉 뻗어 바닥을 짚습니다. 오른손은 골반 위에 올립니다.

2 폼롤러를 왼쪽 겨드랑이 부근에 둡니다.

3 오른쪽 다리는 90도로 접어서 발바닥이 땅에 닿게 합니다.

4 오른쪽 다리의 힘으로 엉덩이를 살짝 든 상태에서 폼롤러를 위아래로 움직입니다. 광배근이 풀어지는 느낌을 확인하면서 폼롤러를 위아래로 20회 왕복시킵다. 반대쪽도 똑같이 해주세요.

93_ 폼롤러 위에서 팔을 올렸다가 내리기

폼롤러를 사용하여 가슴 근육을 풀어줍니다.
어깨 통증을 완화하거나 예방하고, 체형 개선 효과를 기대할 수 있는 스트레칭입니다.

⏱ 스트레칭 위아래로 20회 왕복

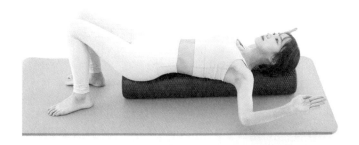

1 폼롤러를 세로로 놓습니다. 그 위에 미추(꼬리뼈)부터 척추, 머리를 잘 안착
시키고 다리로 균형을 잡으면서 눕습니다. 양팔을 각각 L자 모양으로 만듭
니다.

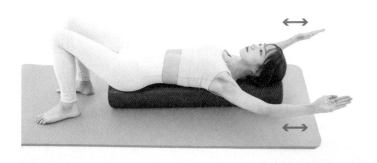

2 양팔을 천천히 위로 올렸다가 아래로 내리기를 20회 반복합니다.

11장

몸과 마음이 편안해지는 복식호흡

몸과 마음을 다스리는 매우 간단한 방법이 있습니다. 바로 '호흡'을 조절하는 것입니다. 호흡의 중요성을 아직 잘 모르는 분들이 많지만, 일단 그 효과를 제대로 알고 나면 놀랄 겁니다.

호흡은 '흉식호흡'과 '복식호흡'으로 크게 나뉩니다. 우리가 일상적으로 사용하는 흉식호흡은 가슴 근육을 따라서 숨을 얕고 빠르게 쉬는 호흡법으로, 자율 기능에 의존합니다. 반면, 복식호흡은 횡격막을 활용하여 깊게 숨을 쉬는 호흡법입니다. 대뇌가 직접 호흡 중추에 명령을 내리는 식으로 작동하죠. 코어 근육 중 하나인 횡격막 주변에는 '자율신경'이 많이 분포해 있는데요, 복식호흡으로 횡격막이 이완하면 '부교감신경'이 활성화되면서 몸과 마음이 편해지는 이유가 여기에 있습니다. 부교감신경은 마음의 안정을 관리하며, 자율신경계를 이루는 신경 중 하나입니다.

현대인은 대부분 복식호흡에 익숙하지 않으므로 횡격막의 기능이 저하된 경우가 많습니다. 이를 개선하기 위해서, 지금부터는 복식호흡법 몇 가지를 알려드리려고 합니다. 복식호흡으로 횡격막이 이완되면, 부교감신경이 활성화되어 마음의 안정을 찾을 수 있을 뿐만 아니라 코어 근육을 강화하여 올바른 자세를 유지할 수도 있습니다. 또한, 몸에 활력을 불어넣기도 하죠. 여러모로 유용한 복식호흡법을 이번 기회에 익혀두면 좋겠습니다.

94_ 벽에 등을 기대고 하는 복식호흡

복식호흡을 통해서 횡격막의 기능을 개선합니다.

⏱ 3세트 반복

1 똑바로 서서 배에 힘을 주고 척추를 곧게 폅니다. 등은 벽에 대주세요.

2 한 손은 배에, 나머지 손은 가슴 상단에 둡니다.

3 숨을 배까지 보낸다고 상상하면서 코로 3초간 깊게 들이마십니다.

4 입으로 3초간 천천히 숨을 내쉽니다. 이때, 복부의 손이 아래로 내려가는지 확인하세요. 여기까지 하면 1세트 완성입니다. 총 3세트를 해주세요.

숨을 들이마셨다가 내쉴 때, 가슴이 움직이지 않도록 주의하세요.

95_ 누워서 하는 복식호흡

복식호흡을 통해서 횡격막의 기능을 개선합니다.

⏱ 3세트 반복

1 바로 누운 자세에서 무릎을 굽혀 양다리를 세웁니다.

2 한 손은 가슴 상단에 두고, 배 위에 책 한 권을 올려놓습니다.

3 숨을 배까지 보낸다고 상상하면서 코로 3초간 깊게 들이마십니다. 이때, 배가 볼록해지면서 책이 위로 올라오는지 확인하세요.

4 입으로 3초간 천천히 숨을 내쉽니다. 이때, 몸이 홀쭉해지면서 책이 아래로 내려가는지 확인하세요. 여기까지 하면 1세트 완성입니다. 총 3세트를 해주세요.

① 턱을 몸 안쪽으로 가볍게 당기면서 동작을 해주세요.

② 책보다 무거운 아령을 배 위에 올리면, 난이도를 올려서 운동할 수 있습니다.

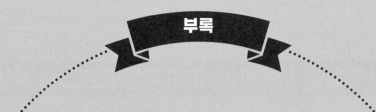

병원에서만 알려주는
시크릿 가이드

압도적 효율을 자랑하는 '전신 10분 프로그램' BEST 3
오픽스의 맞춤 처방 스트레칭 BEST 10

압도적 효율을 자랑하는 '전신 10분 프로그램' BEST 3

01_ 팔굽혀펴기 자세에서 한쪽 팔 들고 상체 회전하기

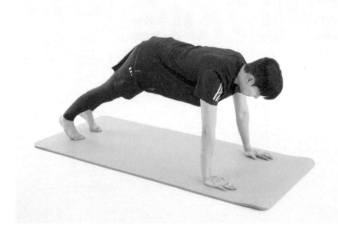

1 팔굽혀펴기 자세를 취합니다.

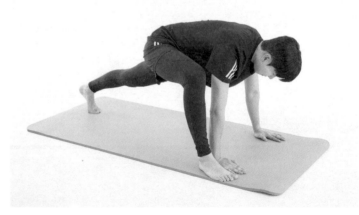

2 오른발을 가져와서 오른손 옆에 두세요.

⚠️ 팔을 들어서 상체를 회전할 때, 시선은 손바닥을 따라가게끔 합니다.

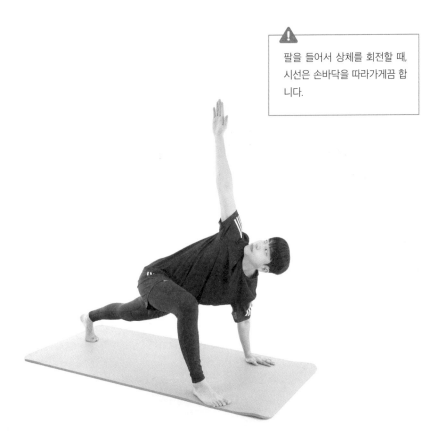

3 오른팔을 들어서 상체를 몸 바깥쪽으로 회전합니다. 이 자세를 3초간 유지하다가 준비 자세로 돌아옵니다. 1~3번 동작을 반대쪽에서도 똑같이 하면 1세트 완성입니다. 총 10세트를 반복하세요.

02_ 팔굽혀펴기 자세에서 뒤꿈치 번갈아 가며 바닥에 붙이기

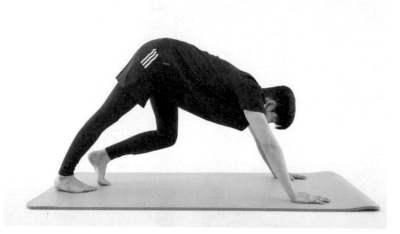

1 팔굽혀펴기 자세를 취합니다. 상체와 하체를 몸 안쪽으로 당겨서 V자 모양으로 만드세요.

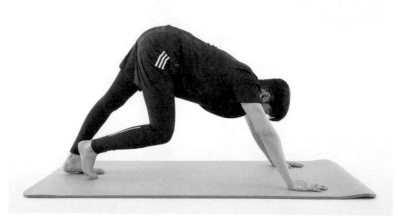

2 뒤꿈치는 한 발씩 번갈아 가며 바닥에 붙입니다. 오른쪽 뒤꿈치를 붙였다가 왼쪽 뒤꿈치를 붙이면 1세트 완성입니다. 총 10회 반복하세요.

190

03_ 한쪽 다리 뒤로 뻗고 상체 숙여서 아령 당기기

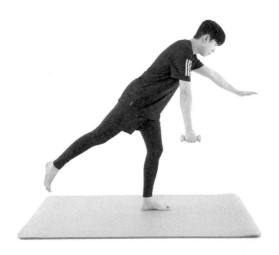

1 똑바로 서서 오른손으로 아령을 듭니다.

2 오른쪽 다리를 뒤로 뻗고, 상체를 약간 숙이세요. 왼팔은 앞으로 뻗습니다.

 동작 시 골반이 틀어지지 않게 꼭 거울을 보며 확인하세요.

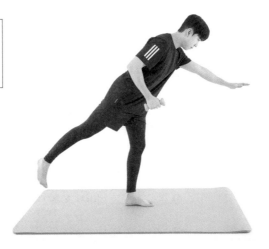

3 오른쪽 팔꿈치를 옆구리까지 당기는 동작을 10회 반복합니다. 준비 자세로 돌아왔다가 반대쪽도 똑같이 해주세요.

오픽스의 맞춤 처방 스트레칭 BEST 10

Q1
어깨가 앞으로 튀어나와서 신경 쓰여요

어깨 후방관절낭을 스트레칭하여 상완골 전방활주를 개선하는 데 도움을 줍니다.

❶ 옆으로 눕습니다.

❷ 아래쪽 팔을 세우세요. 나머지 팔로 반대쪽 손등을 잡고 다리 방향으로 내립니다.

❸ 이 상태에서 몸을 앞뒤로 흔드는 동작을 10회 반복하면 1세트 완성입니다. 총 3세트를 해주세요.

QR 코드 영상으로 동작을 확인하세요!

Q2
견갑골이 콕콕 찌르듯이 아파요

견갑골 주변을 활성화시키는 두 가지 동작을 통하여 불편함을 개선하는 데 도움을 줍니다.

❶ 앉은 자세에서 손바닥이 정면을 향하도록 한쪽 팔을 쭉 뻗습니다. 네 손가락을 반대쪽 손으로 잡습니다.

❷ 팔을 쭉 뻗은 쪽의 팔꿈치를 반대쪽 허벅지에 붙이고 상체를 숙이세요. 고개를 돌리면서 이 자세를 10초간 유지하면 1세트 완성입니다. 총 3세트를 해주세요.

❸ 팔을 90도로 접어서 '항복 자세'를 만듭니다.

❹ 견갑골을 모으는 느낌으로 양팔을 뒤로 보내면서 고개를 젖히세요. 이 자세를 10초간 유지하면 1세트 완성입니다. 총 3세트를 해주세요.

Q3

누워서 보면 한쪽 발이 틀어져 있어요

고관절을 외회전시키는 주요 근육인 '이상근'이라는 근육을 스트레칭하여 체형개선에 도움을 줍니다.

❶ 바로 누운 자세에서 무릎을 굽혀 양다리를 세웁니다.

❷ 한쪽 다리를 반대쪽 다리 위에 올리고 몸 안쪽으로 당겨주세요. 이 자세를 10초간 유지하면 1세트 완성입니다. 총 3세트를 해주세요.

Q4

평발이라서 조금만 걸어도 아파요

앞꿈치와 발가락을 이용하여 발바닥 아치를 형성하는 데 도움을 줍니다.

❶ 의자에 앉습니다. 발밑에 수건을 펼치고, 그 위에 양발을 올리세요.

❷ 앞꿈치와 발가락 힘을 사용하여 수건을 말아 쥡니다.

❸ 수건을 쥐었다가 놓기를 10회 반복합니다.

Q5

허벅지 뒤쪽의 햄스트링이 아파요

햄스트링을 단련하여 불편함을 개선하는 데 도움을 줍니다.

❶ 바로 누운 자세에서 무릎을 굽혀 양다리를 세웁니다.

❷ 발을 들어서 뒤꿈치만 바닥에 닿게 합니다. 엉덩이도 살짝 들어주세요.

❸ 한쪽 발을 떼서 3초간 들고 있다가 내립니다. 그다음, 반대쪽 발을 떼서 3초간 들고 있으면 1세트 완성입니다. 총 10세트를 반복하세요.

Q6

몸이 자주 경직되고, 고관절 통증이 심해요

고관절과 그 주변 조직들을 스트레칭하여 불편함을 개선하는 데 도움을 줍니다.

❶ 바닥에 양반다리를 하고 앉습니다.

❷ 오른쪽 다리를 들어서 왼쪽 다리 위에 올리세요.

❸ 허리를 곧게 펴고 상체를 천천히 숙입니다. 이 자세를 10초간 유지하다가 준비 자세로 돌아옵니다. 반대쪽도 똑같이 해주세요.

Q7

수족냉증이 심한 편이에요

겨드랑이와 샅굴부위의 림프를 자극하여 수족냉증을 개선하는 데 도움을 줍니다.

❶ 양손을 겨드랑이에 넣습니다. 이때, 양손에 주먹을 쥐면 스트레칭 강도를 더 높일 수 있습니다.

❷ 양팔에 살짝 힘을 줘서 겨드랑이를 조이세요.

❸ 샅굴 부위를 주먹으로 가볍게 통통 칩니다.

Q8

눈이 뻑뻑하고 피곤해요

눈둘레근을 스트레칭하고 전두근을 이완하여 눈의 피곤함을 개선하는 데 도움을 줍니다.

❶ 엄지로 눈썹을 지압합니다.

❷ 눈썹을 위로 올리면서 스트레칭합니다.

❸ 엄지와 검지로 눈썹을 마사지하면서 전두근을 풀어줍니다.

Q9

식사 뒤에 소화가
잘 안 되고
가스가 차요

장을 자극하는 동작으로 소화작용을 촉진시키고 가스 배출을 원활하게
하는 데 도움을 줍니다.

❶ 의자에 다리를 꼬고 앉으세요. 위에 올라온 다리를 반대쪽 손으로 당
   깁니다.

❷ 위에 올라온 다리 쪽으로 몸통을 회전합니다. 이 자세를 10초간 유지
   하다가 준비 자세로 돌아옵니다. 반대쪽도 똑같이 해주세요.

❸ 바로 누운 자세에서 무릎을 굽혀 양다리를 들어 올립니다.

❹ 양손은 깍지를 껴서 양다리를 몸 안쪽으로 당기세요. 편하게 호흡하면
   서 20~30초간 자세를 유지하면 가스가 배출됩니다.

Q10

불면증으로
잠들기가
어려워요

몸을 전반적으로 스트레칭하여 긴장감을 풀어주어 불면증을 개선하는 데
도움을 줍니다.

❶ 바닥에 다리를 뻗고 앉으세요. 오른발을 왼쪽 무릎 바깥쪽에 둡니다.

❷ 왼쪽 팔꿈치를 오른쪽 무릎 바깥쪽에 둡니다. 오른쪽으로 몸통을 비틀
   어주세요.

❸ 편하게 호흡하면서 10초간 자세를 유지하면, 복부 근육, 척추기립근,
   엉덩이 근육이 이완됩니다. 반대쪽도 똑같이 해주세요.

"내가 좋아하는 세상을 찾다"

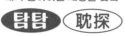

탐탐 　眈探

21세기북스의 '탐탐' 실용서 시리즈는
자신이 좋아하는 것을 즐기고(眈) 탐구(探)한다는 뜻으로,
좋아하는 대상을 즐기는 것을 넘어
적극적으로 파고들어 전파하는 사람들의 이야기를 전합니다.

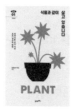

01 취미관

식물과 같이 살고 있습니다

초보 집사를 위한 반려식물 상식 사전

식물 집사 리피 지음 / 값 16,000원

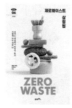

06 교양관

제로웨이스트 살림법

넘치는 세상에서 버리지 않고
가볍게 사는 기술 27

살림스케치(김향숙) 지음 / 값 17,000원

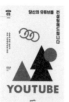

02 교양관

**당신의 유튜브를
컨설팅해드립니다**

초보 크리에이터를 위한 유튜브 완벽 솔루션

유튜브랩(강민형) 지음 / 값 16,000원

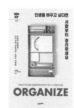

07 실용관

**인생을 바꾸고 싶다면
서랍부터 정리하세요**

3000곳의 집을 컨설팅하며 찾아낸
정리 시스템의 비밀

이은영(더 프레젠트) 지음 / 값 17,800원

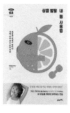

03 취미관

상큼 발랄 내 몸 사용법

체중계 위에서 벗어나 진짜 나를 찾는 운동 루틴

비타민신지니(신지은) 지음 / 값 17,000원

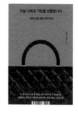

08 교양관

오늘 나에게 가방을 선물합니다

철학이 있는 명품 구매 가이드

율럽(김율희) 지음 / 값 19,800원

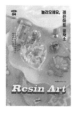

04 취미관

놀러오세요, 레진아트 공작소

당신의 일상을 빛내주는 레진아트 클래스

마니랜드(박지인) 지음 / 값 17,000원

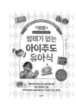

09 실용관

서윤맘의 밥태기 없는 아이주도 유아식

보기 좋아 손이 가고
맛있어서 다 먹는 완밥 레시피

서윤맘(정윤지) 지음 / 값 28,000원

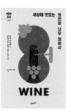

05 교양관

세상에 맛있는 와인이 너무 많아서

언제 마실까? 초보자를 위한 와인 추천 43

와인디렉터 양갱 지음 / 값 17,800원

10 취미관

실버스노우의 명화를 품은 프랑스 자수

누구나 쉽게 만드는 나만의 자수 소품

실버스노우(은설) 지음 / 값 19,800원